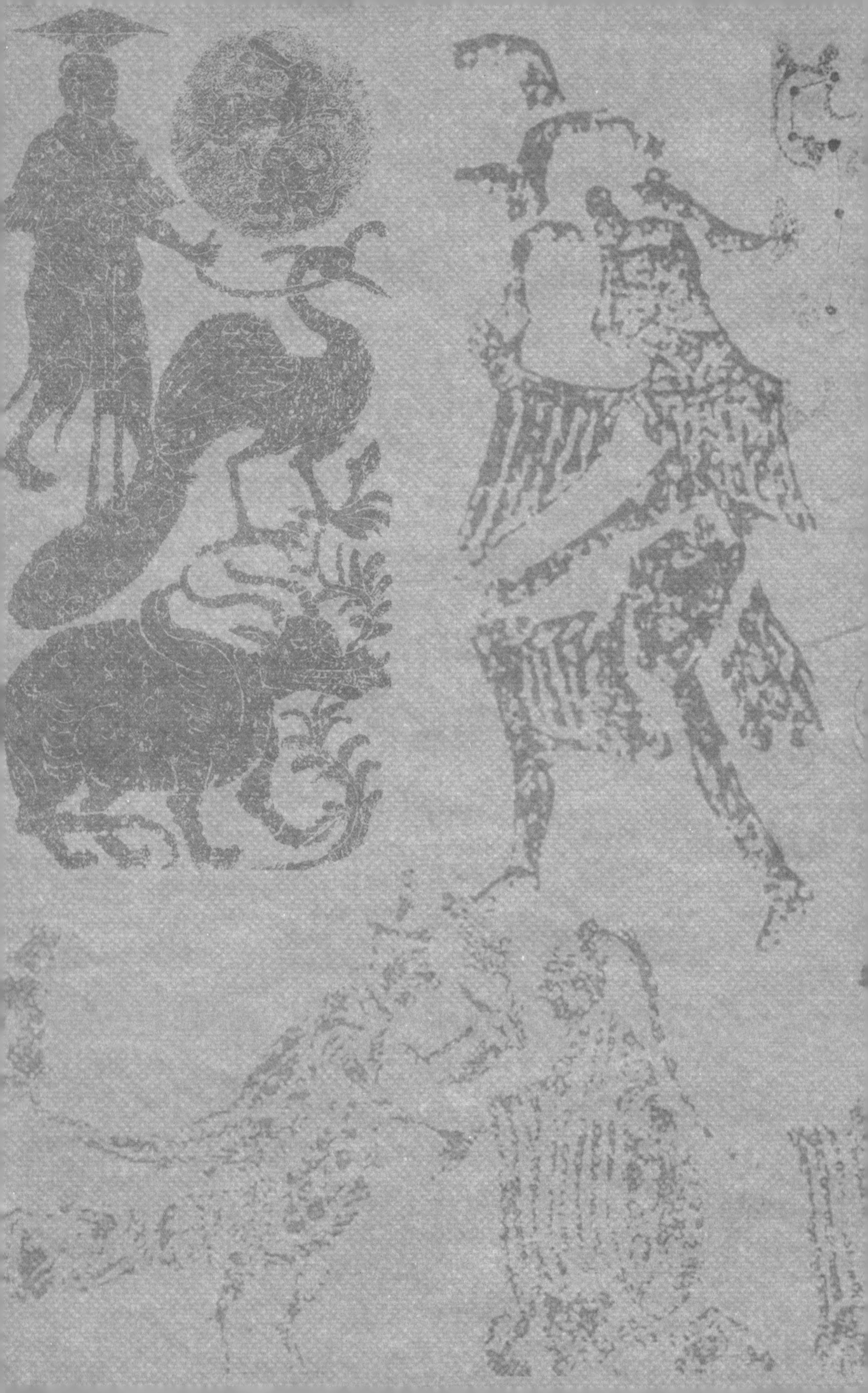

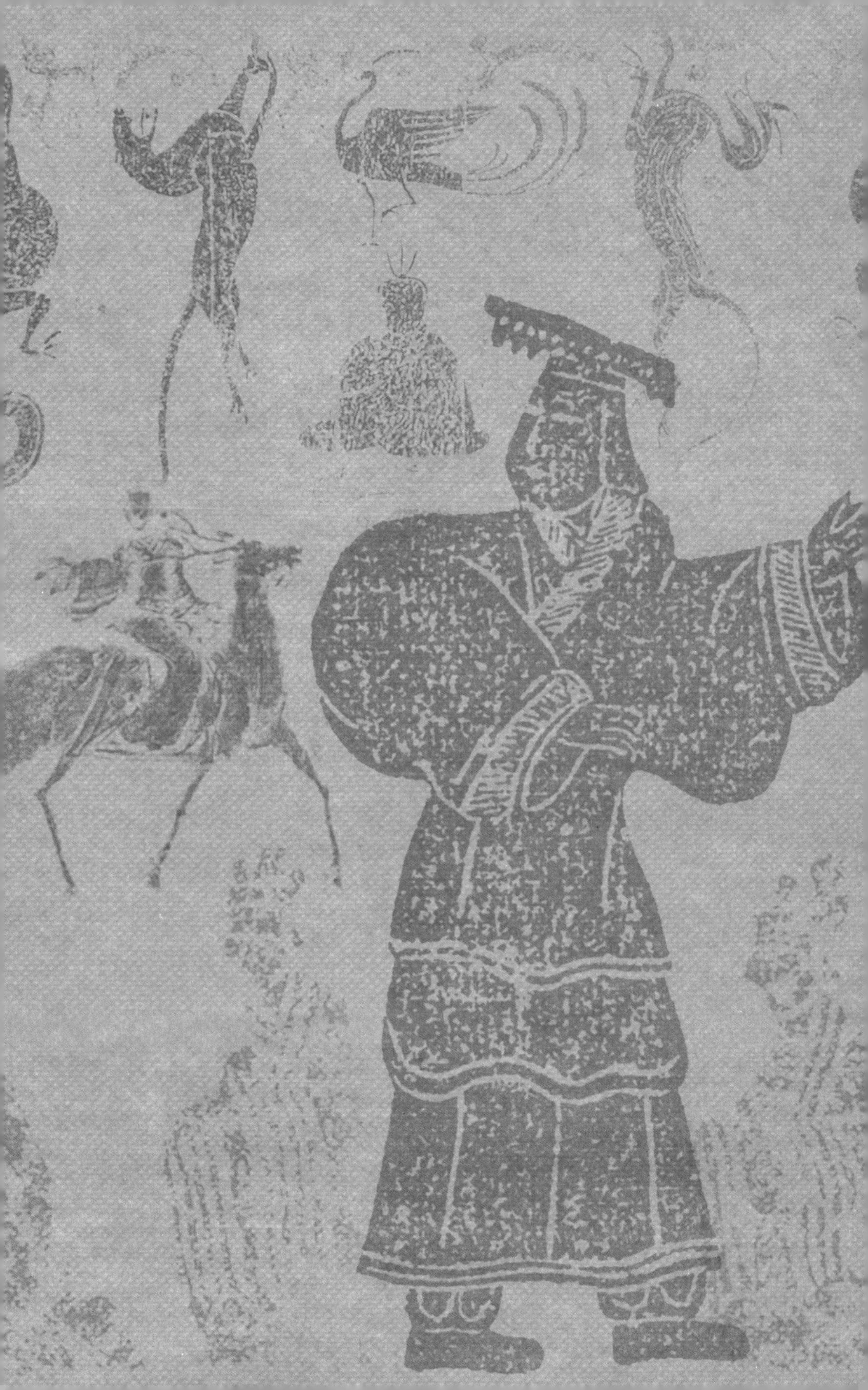

中国古医籍整理丛书

# 保婴全方

宋·郑端友　著

吴　童　校注

中国中医药出版社

·北　京·

**图书在版编目（CIP）数据**

保婴全方/（宋）郑端友著；吴童校注．—北京：中国中医药出版社，2016.11

（中国古医籍整理丛书）

ISBN 978-7-5132-3331-6

Ⅰ．①保…　Ⅱ．①郑…　②吴…　Ⅲ．①中医儿科学—中国—宋代　Ⅳ．①R272

中国版本图书馆 CIP 数据核字（2016）第 095473 号

中国中医药出版社出版
北京市朝阳区北三环东路 28 号易亨大厦 16 层
邮政编码　100013
传真　010 64405750
保定市中画美凯印刷有限公司印刷
各地新华书店经销

*

开本 710×1000　1/16　印张 21　字数 174 千字
2016 年 11 月第 1 版　2016 年 11 月第 1 次印刷
书　号　ISBN 978-7-5132-3331-6

*

定价　59.00 元
网址　www.cptcm.com

如有印装质量问题请与本社出版部调换



**社长热线　010 64405720**
**购书热线　010 64065415　010 64065413**
**微信服务号　zgzyycbs**
**书店网址　csln.net/qksd/**
**官方微博　http://e.weibo.com/cptcm**
**淘宝天猫网址　http://zgzyycbs.tmall.com**

**国家中医药管理局**

**中医药古籍保护与利用能力建设项目**

组织工作委员会

## 项目专家组

**顾　问**　马继兴　张灿玾　李经纬

**组　长**　余瀛鳌

**成　员**　李致忠　钱超尘　段逸山　严世芸　鲁兆麟
郑金生　林端宜　欧阳兵　高文柱　柳长华
王振国　王旭东　崔　蒙　严季澜　黄龙祥
陈勇毅　张志清

## 项目办公室（组织工作委员会办公室）

**主　任**　王振国　王思成

**副主任**　王振宇　刘群峰　陈榕虎　杨振宁　朱毓梅
刘更生　华中健

**成　员**　陈丽娜　邱　岳　王　庆　王　鹏　王春燕
郭瑞华　宋咏梅　周　扬　范　磊　张永泰
罗海鹰　王　爽　王　捷　贺晓路　熊智波

**秘　书**　张丰聪

# 前言



中医药古籍是传承中华优秀文化的重要载体，也是中医学传承数千年的知识宝库，凝聚着中华民族特有的精神价值、思维方法、生命理论和医疗经验，不仅对于传承中医学术具有重要的历史价值，更是现代中医药科技创新和学术进步的源头和根基。保护和利用好中医药古籍，是弘扬中国优秀传统文化、传承中医学术的必由之路，事关中医药事业发展全局。

1949 年以来，在政府的大力支持和推动下，开展了系统的中医药古籍整理研究。1958 年，国务院科学规划委员会古籍整理出版规划小组在北京成立，负责指导全国的古籍整理出版工作。1982 年，国务院古籍整理出版规划小组召开全国古籍整理出版规划会议，制定了《古籍整理出版规划（1982—1990）》，卫生部先后下达了两批 200 余种中医古籍整理任务，掀起了中医古籍整理研究的新高潮，对中医文化与学术的弘扬、传承和发展，发挥了极其重要的作用，产生了不可估量的深远影响。

2007 年《国务院办公厅关于进一步加强古籍保护工作的意见》明确提出进一步加强古籍整理、出版和研究利用，以及

"保护为主、抢救第一、合理利用、加强管理"的方针。2009年《国务院关于扶持和促进中医药事业发展的若干意见》指出，要"开展中医药古籍普查登记，建立综合信息数据库和珍贵古籍名录，加强整理、出版、研究和利用"。《中医药创新发展规划纲要（2006—2020）》强调继承与创新并重，推动中医药传承与创新发展。

2003~2010年，国家财政多次立项支持中国中医科学院开展针对性中医药古籍抢救保护工作，在中国中医科学院图书馆设立全国唯一的行业古籍保护中心，影印抢救濒危珍本、孤本中医古籍1640余种；整理发布《中国中医古籍总目》；遴选351种孤本收入《中医古籍孤本大全》影印出版；开展了海外中医古籍目录调研和孤本回归工作，收集了11个国家和2个地区137个图书馆的240余种书目，基本摸清流失海外的中医古籍现状，确定国内失传的中医药古籍共有220种，复制出版海外所藏中医药古籍133种。2010年，国家财政部、国家中医药管理局设立"中医药古籍保护与利用能力建设项目"，资助整理400余种中医药古籍，并着眼于加强中医药古籍保护和研究机构建设，培养中医古籍整理研究的后备人才，全面提高中医药古籍保护与利用能力。

在此，国家中医药管理局成立了中医药古籍保护和利用专家组和项目办公室，专家组负责项目指导、咨询、质量把关，项目办公室负责实施过程的统筹协调。专家组成员对古籍整理研究具有丰富的经验，有的专家从事古籍整理研究长达70余年，深知中医药古籍整理研究的重要性、艰巨性与复杂性，履行职责认真务实。专家组从书目确定、版本选择、点校、注释等各方面，为项目实施提供了强有力的专业指导。老一辈专家的学术水平和智慧，是项目成功的重要保证。项目承担单位山东中医药大学、南京中医药大学、上海中医药大学、福建中医药大学、浙江省中医药研究院、陕西省中医药研究院、河南省中医药研究院、辽宁中医药大学、成都中医药大学及所在省市中医药管理部门精心组织，充分发挥区域间互补协作的优势，并得到承担项目出版工作的中国中医药出版社大力配合，全面推进中医药古籍保护与利用网络体系的构建和人才队伍建设，使一批有志于中医学术传承与古籍整理工作的人才凝聚在一起，研究队伍日益壮大，研究水平不断提高。

本着“抢救、保护、发掘、利用”的理念，该项目重点选择近60年未曾出版的重要古医籍，综合考虑所选古籍的保护价值、学术价值和实用价值。400余种中医药古籍涵盖了医经、基础理论、诊法、伤寒金匮、温病、本草、方书、内科、外科、女科、儿科、伤科、眼科、咽喉口齿、针灸推拿、养生、医案医话医论、医史、临证综合等门类，跨越唐、宋、金元、明以迄清末。全部古籍均按照项目办公室组织完成的行业标准《中医古籍整理规范》及《中医药古籍整理细则》进行整理校注，绝大多数中医药古籍是第一次校注出版，一批孤本、稿本、抄本更是首次整理面世。对一些重要学术问题的研究成果，则集中收录于各书的“校注说明”或“校注后记”中。

“既出书又出人”是本项目追求的目标。近年来，中医药古籍整理工作形势严峻，老一辈逐渐退出，新一代普遍存在整理研究古籍的经验不足、专业思想不坚定等问题，使中医古籍整理面临人才流失严重、青黄不接的局面。通过本项目实施，搭建平台，完善机制，培养队伍，提升能力，经过近5年的建设，锻炼了一批优秀人才，老中青三代齐聚一堂，有效地稳定了研究队伍，为中医药古籍整理工作的开展和中医文化与学术的传承提供必备的知识和人才储备。

本项目的实施与《中国古医籍整理丛书》的出版，对于加强中医药古籍文献研究队伍建设、建立古籍研究平台，提高古籍整理水平均具有积极的推动作用，对弘扬我国优秀传统文化，推进中医药继承创新，进一步发挥中医药服务民众的养生保健与防病治病作用将产生深远影响。

第九届、第十届全国人大常委会副委员长许嘉璐先生，国家卫生计生委副主任、国家中医药管理局局长、中华中医药学会会长王国强先生，我国著名医史文献专家、中国中医科学院马继兴先生在百忙之中为丛书作序，我们深表敬意和感谢。

由于参与校注整理工作的人员较多，水平不一，诸多方面尚未臻完善，希望专家、读者不吝赐教。

国家中医药管理局中医药古籍保护与利用能力建设项目办公室

二〇一四年十二月

# 许 序



“中医”之名立，迄今不逾百年，所以冠以“中”字者，以别于“洋”与“西”也。慎思之，明辨之，斯名之出，无奈耳，或亦时人不甘泯没而特标其犹在之举也。

前此，祖传医术（今世方称为“学”）绵延数千载，救民无数；华夏屡遭时疫，皆仰之以度困厄。中华民族之未如印第安遭染殖民者所携疾病而族灭者，中医之功也。

医兴则国兴，国强则医强。百年运衰，岂但国土肢解，五千年文明亦不得全，非遭泯灭，即蒙冤扭曲。西方医学以其捷便速效，始则为传教之利器，继则以“科学”之冕畅行于中华。中医虽为内外所夹击，斥之为蒙昧，为伪医，然四亿同胞衣食不保，得获西医之益者甚寡，中医犹为人民之所赖。虽然，中国医学日益陵替，乃不可免，势使之然也。呜呼！覆巢之下安有完卵？

嗣后，国家新生，中医旋即得以重振，与西医并举，探寻结合之路。今也，中华诸多文化，自民俗、礼仪、工艺、戏曲、历史、文学，以至伦理、信仰，皆渐复起，中国医学之兴乃属必然。

迄今中医犹为国家医疗系统之辅，城市尤甚。何哉？盖一则西医赖声、光、电技术而于20世纪发展极速，中医则难见其进。二则国人惊羡西医之“立竿见影”，遂以为其事事胜于中医。然西医已自觉将入绝境：其若干医法正负效应相若，甚或负远逾于正；研究医理者，渐知人乃一整体，心、身非如中世纪所认定为二对立物，且人体亦非宇宙之中心，仅为其一小单位，与宇宙万象万物息息相关。认识至此，其已向中国医学之理念“靠拢”矣，虽彼未必知中国医学何如也。唯其不知中国医理何如，纯由其实践而有所悟，益以证中国之认识人体不为伪，亦不为玄虚。然国人知此趋向者，几人？

国医欲再现宋明清高峰，成国中主流医学，则一须继承，一须创新。继承则必深研原典，激清汰浊，复吸纳西医及我藏、蒙、维、回、苗、彝诸民族医术之精华；创新之道，在于今之科技，既用其器，亦参照其道，反思己之医理，审问之，笃行之，深化之，普及之，于普及中认知人体及环境古今之异，以建成当代国医理论。欲达于斯境，或需百年欤？予恐西医既已醒悟，若加力吸收中医精粹，促中医西医深度结合，形成21世纪之新医学，届时“制高点”将在何方？国人于此转折之机，能不忧虑而奋力乎？

予所谓深研之原典，非指一二习见之书、千古权威之作；就医界整体言之，所传所承自应为医籍之全部。盖后世名医所著，乃其秉诸前人所述，总结终生行医用药经验所得，自当已成今世、后世之要籍。

盛世修典，信然。盖典籍得修，方可言传言承。虽前此50余载已启医籍整理、出版之役，惜旋即中辍。阅20载再兴整理、出版之潮，世所罕见之要籍千余部陆续问世，洋洋大观。

今复有“中医药古籍保护与利用能力建设”之工程，集九省市专家，历经五载，董理出版自唐迄清医籍，都400余种，凡中医之基础医理、伤寒、温病及各科诊治、医案医话、推拿本草，俱涵盖之。

噫！璐既知此，能不胜其悦乎？汇集刻印医籍，自古有之，然孰与今世之盛且精也！自今而后，中国医家及患者，得览斯典，当于前人益敬而畏之矣。中华民族之屡经灾难而益蕃，乃至未来之永续，端赖之也，自今以往岂可不后出转精乎？典籍既蜂出矣，余则有望于来者。

谨序。

第九届、十届全国人大常委会副委员长

許嘉璐

二〇一四年冬

# 王 序



中医学是中华民族在长期生产生活实践中，在与疾病作斗争中逐步形成并不断丰富发展的医学科学，是中国古代科学的瑰宝，为中华民族的繁衍昌盛作出了巨大贡献，对世界文明进步产生了积极影响。时至今日，中医学作为我国医学的特色和重要医药卫生资源，与西医学相互补充、相互促进、协调发展，共同担负着维护和促进人民健康的任务，已成为我国医药卫生事业的重要特征和显著优势。

中医药古籍在存世的中华古籍中占有相当重要的比重，不仅是中医学术传承数千年最为重要的知识载体，也是中医为中华民族繁衍昌盛发挥重要作用的历史见证。中医药典籍不仅承载着中医的学术经验，而且蕴含着中华民族优秀的思想文化，凝聚着中华民族的聪明智慧，是祖先留给我们的宝贵物质财富和精神财富。加强对中医药古籍的保护与利用，既是中医学发展的需要，也是传承中华文化的迫切要求，更是历史赋予我们的责任。

2010 年，国家中医药管理局启动了中医药古籍保护与利用能力建设项目。这既是传承中医药的重要工程，也是弘扬优秀民族文化的重要举措，不仅能够全面推进中医药的有效继承和创新发展，为维护人民健康做出贡献，也能够彰显中华民族的璀璨文化，为实现中华民族伟大复兴的中国梦作出贡献。

相信这项工作一定能造福当今，嘉惠后世，福泽绵长。

国家卫生和计划生育委员会副主任

国家中医药管理局局长

中华中医药学会会长

王国强

二〇一四年十二月

# 马 序



新中国成立以来，党和国家高度重视中医药事业发展，重视古籍的保护、整理和研究工作。自1958年始，国务院先后成立了三届古籍整理出版规划小组，分别由齐燕铭、李一氓、匡亚明担任组长，主持制订了《整理和出版古籍十年规划（1962—1972）》《古籍整理出版规划（1982—1990）》《中国古籍整理出版十年规划和“八五”计划（1991—2000）》等，而第三次规划中医药古籍整理即纳入其中。1982年9月，卫生部下发《1982—1990年中医古籍整理出版规划》，1983年1月，中医古籍整理出版办公室正式成立，保证了中医古籍整理出版规划的实施。2002年2月，《国家古籍整理出版“十五”（2001—2005）重点规划》经新闻出版署和全国古籍整理出版规划领导小组批准，颁布实施。其后，又陆续制定了国家古籍整理出版“十一五”和“十二五”重点规划。国家财政多次立项支持中国中医科学院开展针对性中医药古籍抢救保护工作，文化部在中国中医科学院图书馆专门设立全国唯一的行业古籍保护中心，国家先后投入中医药古籍保护专项经费超过3000万元，影印抢救濒危珍、善、孤本中医古籍1640余种，开展了海外中医古籍目录调研和孤本回归工作。2010年，国家财政部、国家中医药管理局安排国家公共卫生专项资金，设立了“中医药古籍保护与利用能力建设项目”，这是继1982～1986年第一批、第二批重要中医药古籍整理之后的又一次大规模古籍整理工程，重点整理新中国成立后未曾出版的重要古籍，目标是形成并普及规范的通行本、传世本。

为保证项目的顺利实施，项目组特别成立了专家组，承担咨询和技术指导，以及古籍出版之前的审定工作。专家组中的许多成员虽逾古稀之年，但老骥伏枥，孜孜不倦，不仅对项目进行宏观指导和质量把关，更重要的是通过古籍整理，以老带新，言传身教，培养一批中医药古籍整理研究的后备人才，促进了中医药古籍保护和研究机构建设，全面提升了我国中医药古籍保护与利用能力。

作为项目组顾问之一，我深感中医药古籍保护、抢救与整理工作的重要性和紧迫性，也深知传承中医药古籍整理经验任重而道远。令人欣慰的是，在项目实施过程中，我看到了老中青三代的紧密衔接，看到了大家的坚持和努力，看到了年轻一代的成长。相信中医药古籍整理工作的将来会越来越好，中医药学的发展会越来越好。

欣喜之余，以是为序。

中国中医科学院研究员

马继兴

二〇一四年十二月

# 校注说明

《保婴全方》又名《全婴方论》《全婴方》，约成书于南宋淳熙年间（1174～1189），南宋儿科医家郑端友著。其书刊行后，在宋代就颇为医家所重视，后世也广为传承，尤其对明清医家影响较大。明代医家李时珍纂修《本草纲目》时引录过该书。此书宋代有刻本传世，至明代至少仍有两种异名同书的版本流传世间。后此书辗转传于日本，现海内外各存一孤本。

此次校注目录及卷第三前内容以中国中医科学院图书馆馆藏明代金陵左川吴谏绣刻本《保婴全方》为底本，并依据日本国立公文书馆内阁文库的日文政二年（1819）写本《全婴方论》（简称"日藏本"）内容补充确定。卷第三及之后内容以日本国立公文书馆内阁文库的日文政二年（1819）写本《全婴方论》为底本，以中国中医科学院图书馆馆藏明代金陵左川吴谏绣刻本《保婴全方》为主校本，简称"中藏本"（卷五、六、九部分残缺，卷十～二十三完全残缺），全书以人民卫生出版社2010年11月版的海外回归中医善本古籍丛书中《全婴方论》为参校本。

具体校注原则如下：

1. 原书为繁体竖排，此次整理改简化字横排，并采用现代标点。

2. 校注中提到的"中藏本"指"中国中医科学院图书馆善本库藏本"，"日藏本"指"日本国立公文书馆内阁文库本"。书名依据"中藏本"定名为《保婴全方》。

3. 目录及卷数按"中藏本"和"日藏本"重新整理汇总统

一排列。将“中藏本”的卷之一、二，改为卷第一、二，将“日藏本”的第三……第二十三，改为卷第三……卷第二十三，并与“中藏本”卷数一致。

4. 凡原书中的繁体字、异体字、古字、俗写字统一以规范简化字律齐，不出校记。通假字保留，并出校记说明。

5. 凡底本中因写刻致误的明显错别字，予以径改，不出校。

6. 对个别冷僻字词加以注音和解释。

7. 书中插图均据底本复制，不新加图题。

8. 字迹漫漶不清之处加□或▨标记。

# 目 录

## 卷第三



## 卷第四



## 卷第五

### 卷第六



### 卷第七



### 卷第八



### 卷第九



### 卷第十

## 卷第十一



## 卷第十二



## 卷第十三



## 卷第十四



## 卷第十五



## 卷第十六

## 卷第十七



## 卷第十八



## 卷第十九

**卷第二十**

## 卷第二十一

## 卷第二十二



## 卷第二十三

## 附五脏受病图

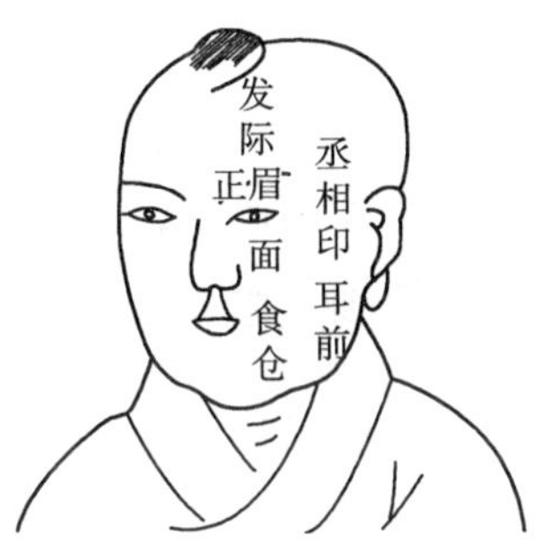


### 肝脏受病图

诀曰：

惊风发际白，自发际至丞相印其色浅白，为肝受惊。

受积食仓黄。自食仓至耳前其色黄，为肝受病。

面青为冷候，面青匀黑，为肝受冷。

眉赤热为殃。正眉赤色，为肝受热。

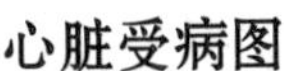

### 心脏受病图

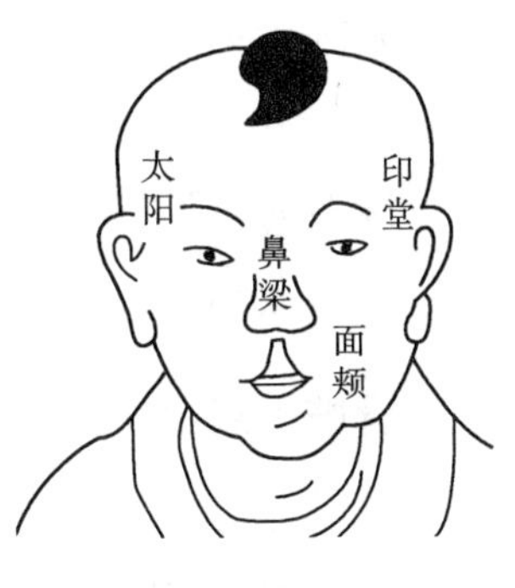


诀曰：

心惊看鼻梁，自眉心微赤，心惊生风，下至鼻梁为恶候。

积候起太阳。太阳穴虚，心受积也。

热多面颊赤，面颊赤热，为心受热也。

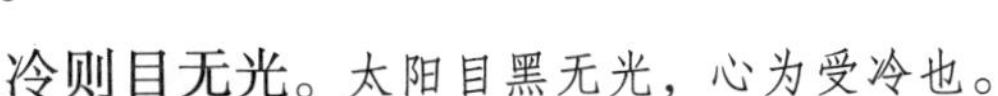

冷则目无光。太阳目黑无光，心为受冷也。

### 脾脏受病图

诀曰：

脾惊发际苍，发际色微青，为脾受惊也。

有积口唇黄。口唇黄色，为有积也。

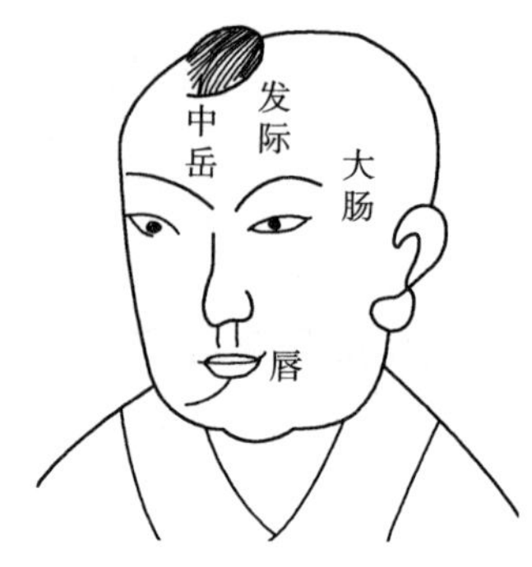


冷即眉心白，中岳白，为受冷也。

热则太阳当。太阳白，为受热也。



**肺脏受病图**

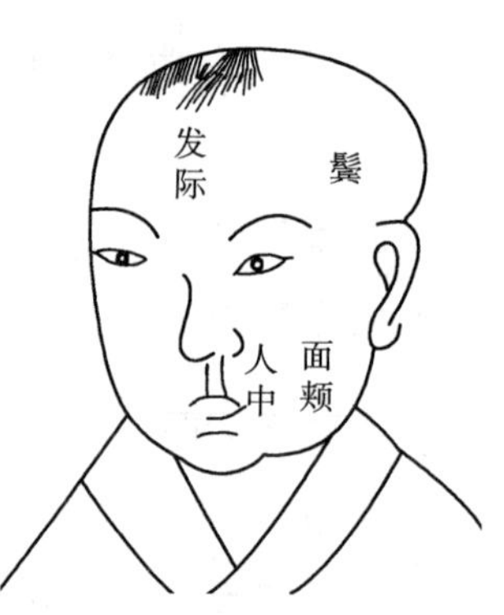


诀曰：

发鬓赤为惊，若发鬓赤色，为肺受惊也。

发际赤为癥。若发际赤，为肺受癥积也。

冷在人中见，

热须面颊青。

**肾脏受病图**

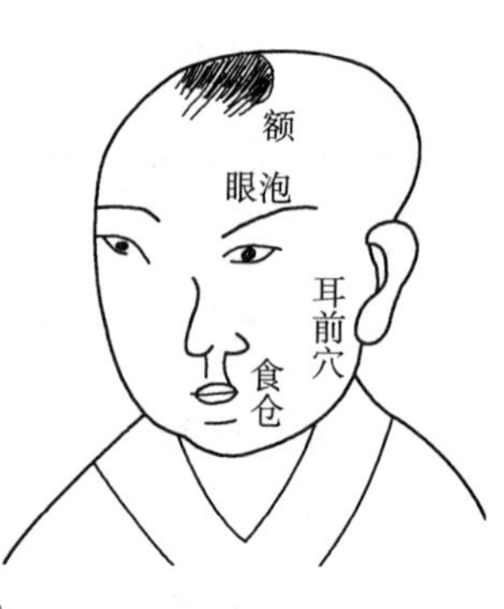


诀曰：

惊入耳前黄，耳前沉黄，为肾受惊也。

眼泡积所伤。眼泡深沉，为肾受积也。

冷观额上紫，额上色紫，为冷入肾也。

热变食仓光。食仓色赤，为肾有热也。

## 辨[1]三关手纹诀

夫三岁已[2]前若有患，须看虎口脉。次指表节为命关，次节为气关，又次节为风关。古人所谓初得风关病犹可，传入气命定难陈是也。汤氏[3]：小儿初生至五岁，气血未定，呼吸至数太过，必辨虎口色脉，方可察其病之的要者，正谓此也。男以左手观之，女以右手观之。

### 三关脉形图

**相手脉**

一风关易治；二气关病深；三命关死黑。

三关青是四足惊；三关赤是水惊；三关黑是人惊。

有此通度三关脉候是极惊之候，必死。余并可医。

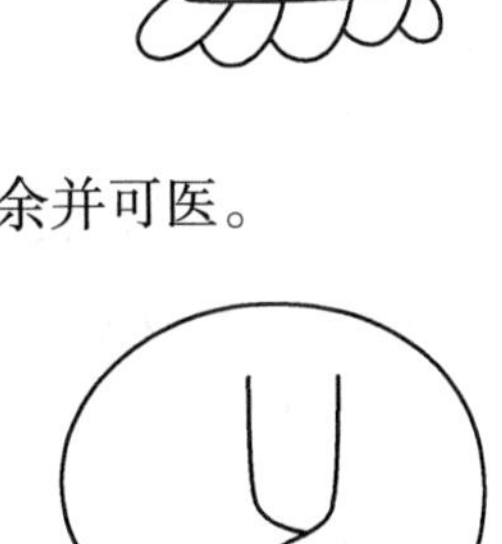

风关：青如鱼刺易治，是初惊候，黑色难治。

气关：青如鱼刺，主疳劳，身热易治。

命关：青如鱼刺，主虚风，邪传脾难治。

---

① 辨：原作“辩”，据文义改。

② 已：同“以”。

③ 汤氏：疑为南宋儿科世家汤民望、汤麟、汤衡。汤衡，浙江东阳人，祖父汤民望，撰有《婴孩妙诀》二卷；父亲汤麟，继承祖业，尤精儿科；汤衡整理家传经验，撰有《博济婴孩宝书》二十卷，曾刊于会稽，二书均佚。

风关：青黑色如悬针。青主水惊。

气关：赤如悬针，主疳，兼肺脏积热。

命关：有此凡五色皆是死候。三关通度如悬针者治，慢惊风难治。

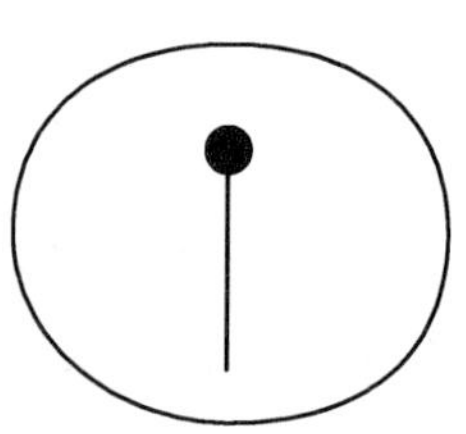

风关：如水字，主惊风入神，咳嗽面赤。

气关：如水字，主膈上有涎，并虚积停滞。

命关：如水字，主惊风，疳极央惊候。不拘五色，三关通度者不治。

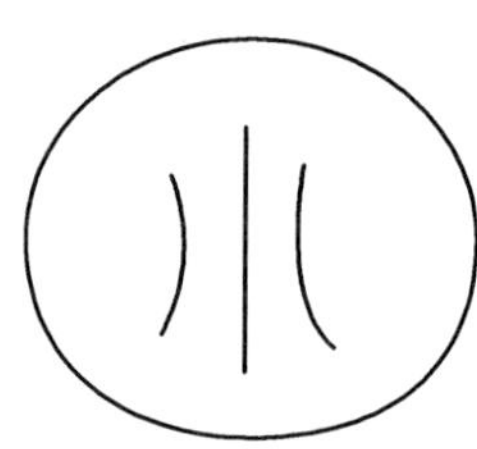

风关：如乙字，主肝脏惊风，易治。

气关：如乙字，主惊风。

命关：如乙字，青黑色，主慢脾风，难治。

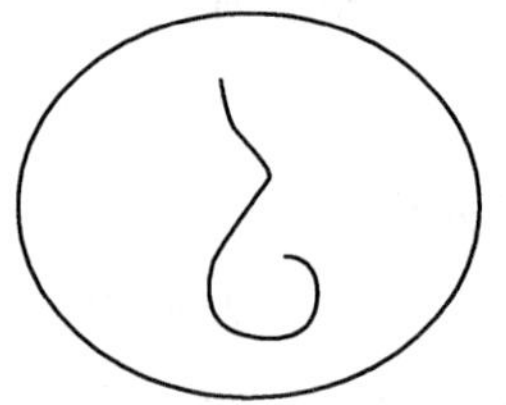

风关：如曲虫，主①疳病积聚，胸前如横排筭子②，肚皮如吹起者猪胞。

气关：如曲虫，主大肠秽积。

命关：如曲虫，主心脏传肝者，难治。

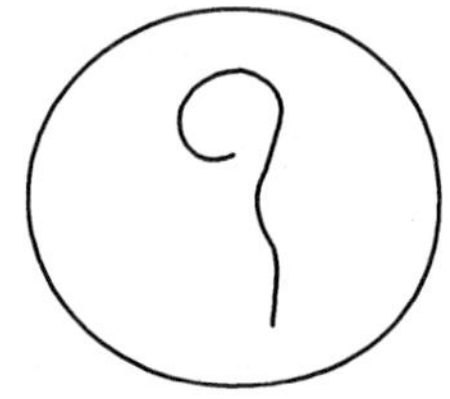

风关：如环，主肝脏疳，有积聚。

气关：如环，主疳入胃，吐不治。

命关：有纹如环，无药可治。

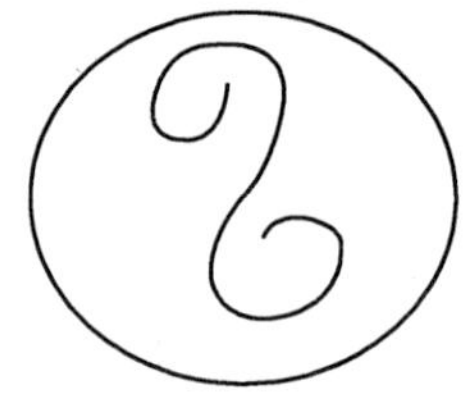

① 主：原脱，据文例、文义补。

② 筭（suàn 算）子：古代用以计算的筹码。《说文解字·竹部》："筭，长六寸，计历数者。"此指小儿疳证患者身体消瘦，胸前肋骨凸出如横排筭子。

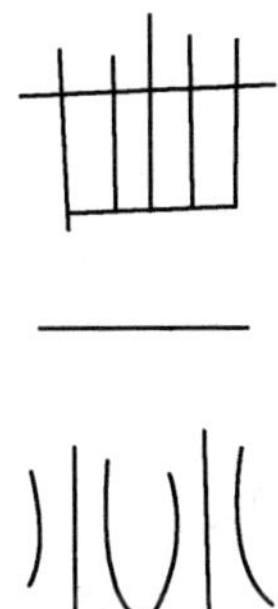

此纹若在风气二关，易治；若在命关通度，难治。

此纹若在手上或面上左右脸边，皆是死候。

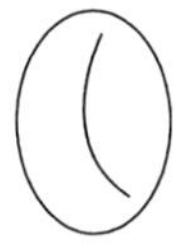

曲向里是气疳。

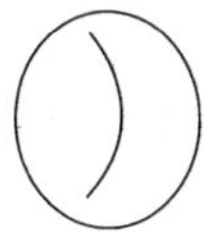

曲向外是风疳。

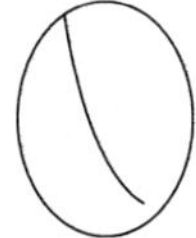

斜向右是伤寒，身热不食，无汗。

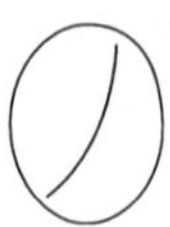

斜向左是伤风。

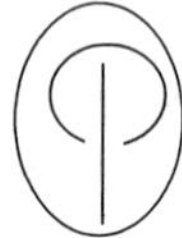

双勾脉者是伤寒。

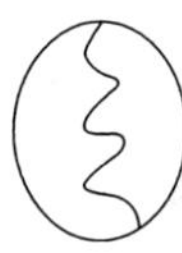

三曲如长虫，伤硬物。

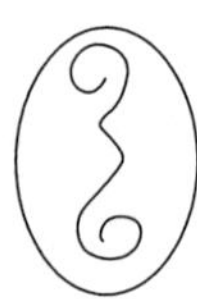

两曲如勾是伤冷。

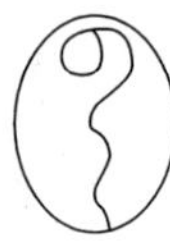

一头如环有脚，伤冷。

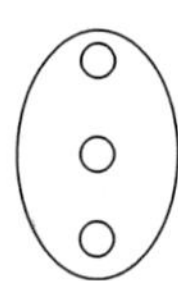

面上点干是再发。

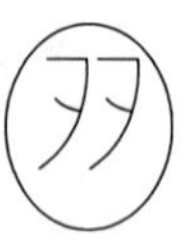

头面肚上有大脉青筋，伤食毒惊积。

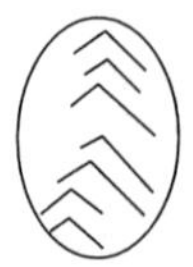

脉如乱虫，是常疳，亦有虫疳，治之必瘥。

掌　诀

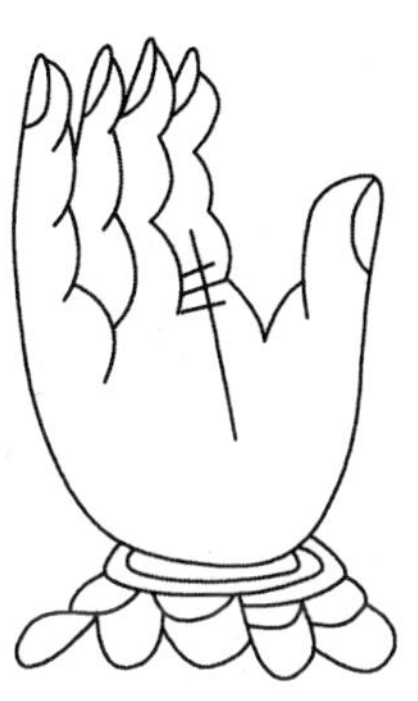

诗曰：

形如斜刺黑青长，壮热烦渴肺家伤。

若过风关惊热甚，镇心发汗始清凉。

定惊宜用：妙香散、□头丸、睡惊丸、抱龙丸、尘砂膏、芎芷香苏饮。

发散宜用：羌活散、惺惺散、参苏饮、升麻汤、神术散、葱白散，可选而用之。

掌　诀

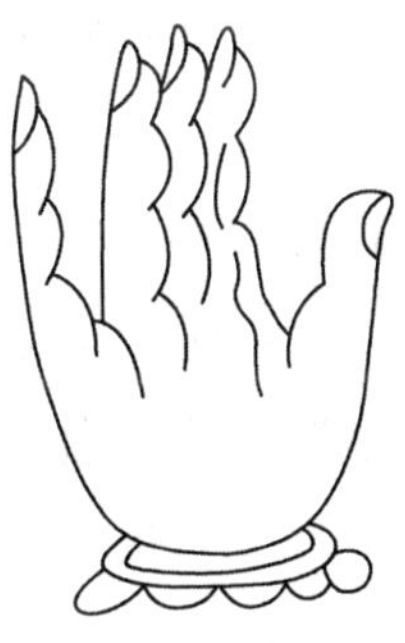

诗曰：

脉纹微黑末又青，定知旦夕必发惊。

更加腹胀时时喘，取涎调气便和平。

取涎宜用：紫霜丸、抱龙丸、白丸子、苏合香丸、辰砂化痰丸。

调气宜用：调元散、观音散、加减四君子汤、苏子降气汤、四君子汤、参苓白术散、钱氏白术散。

掌　诀

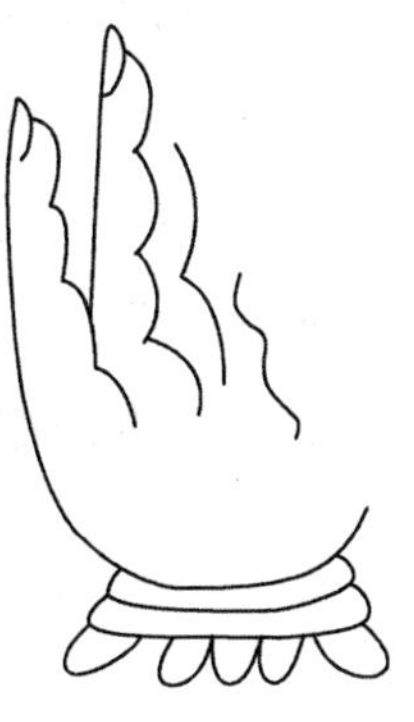

诗曰：

脉纹青碧兼惊积，发热多啼并有癖。

粪中青白似桃花，胃气不和兼咳噫。

宜用：固肠散、醒脾散、正元散、六神散、四柱散、观音散、益黄散、集香煎、调理汤、钱氏白术散、九味木香散、丁香助胃膏、小香连丸。

掌　诀

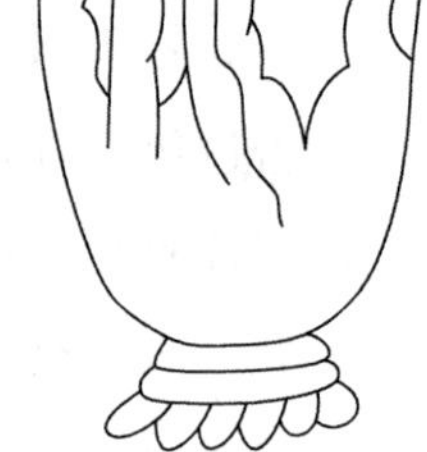

诗曰：

形如乙字病传肝，惊哭多啼睡不安。

此是肺风相传受，但请医家仔细看。

宜用：羌活散、清风散、惺惺散、睡惊丸、苏合香丸、防风丸、镇心丸、白术散，可选而用之。





掌　诀

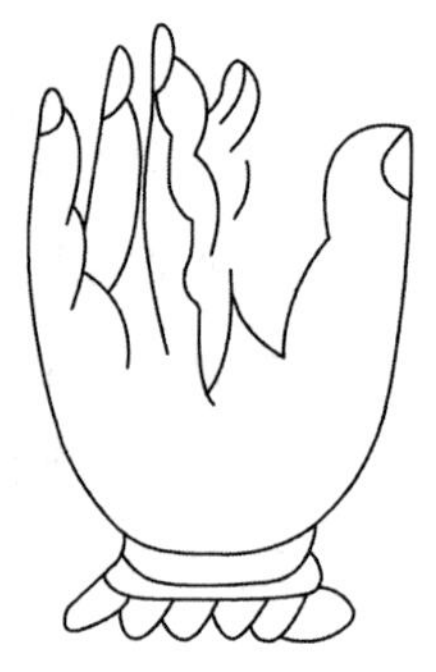

诗曰：

形如蛇尾紫兼红，惊食伤脾又夹风。

头兼胸腹温温热，紫霜丸取便何同。

宜用：末[①]香分气丸、丁香积气丸、紫霜丸、感应丸。

调理宜用：醒脾丸、藿香正气散、和中散、钱氏白术散、参苓白术散。

掌　诀

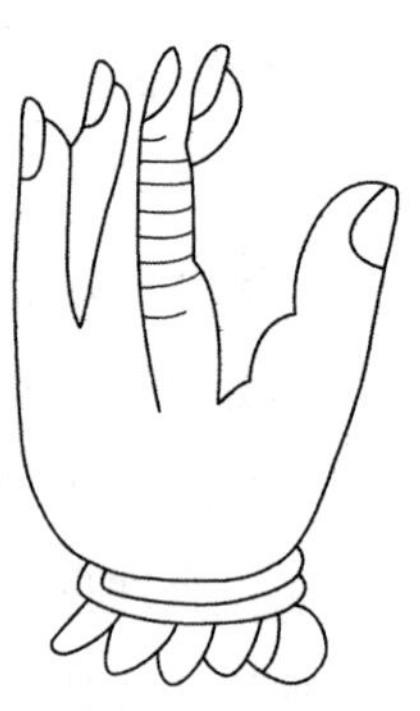

诗曰：

脉纹如丝散乱生，腹中冷泻至虚鸣。

手足似冰唇白色，调脾止泻细看形。

宜用：九味木香散、固肠散、醒脾散、参苓白术散、助胃膏、集香丸、小香连丸、六神散、四君子汤、益黄散、四桂散、观音散，可选而用之。

---

① 末：疑“木”之讹。木香分气丸，《太平惠民和剂局方》之方。

掌　诀

诗曰：

脉纹微黑末又青，定为痢疾渴难任。

冷痢面黄多汗出，热痢眼涩困沉沉。

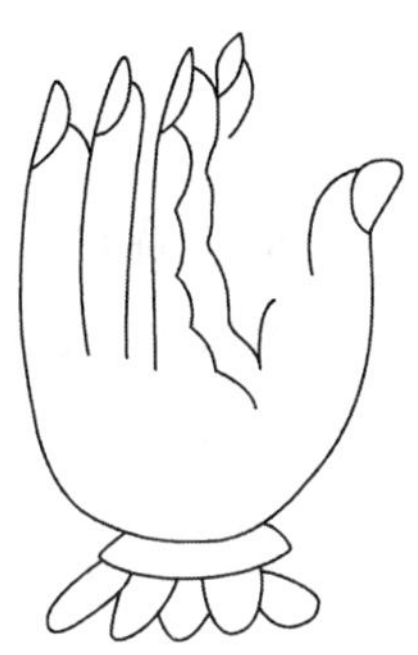

先用感应丸去其积滞，次用六神散、固肠散、没食子丸、截痢饮、正丸散、养脏汤、冲和散。

热痢宜用：地榆散、斗门散、酒蒸黄连丸、参苓白术散、黄连阿胶丸、小驻车丸，以上诸药次第用之。

掌　诀

诗曰：

形如水字肺家风，虚积相传面色青。

膈上有痰须调理，泻肺去积便惺惺。

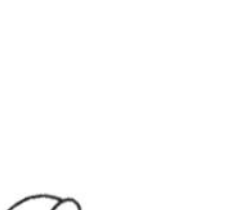

宜用：紫霜丸、消风散、泻白散、防风丸、惺惺散、银白散、真珠丸、抱龙丸，可选而用之。

掌　诀

诗曰：

形纹紫赤渴应深，见水心欢恰似金。

速与凉心通胃口，免教烦闷死来侵。

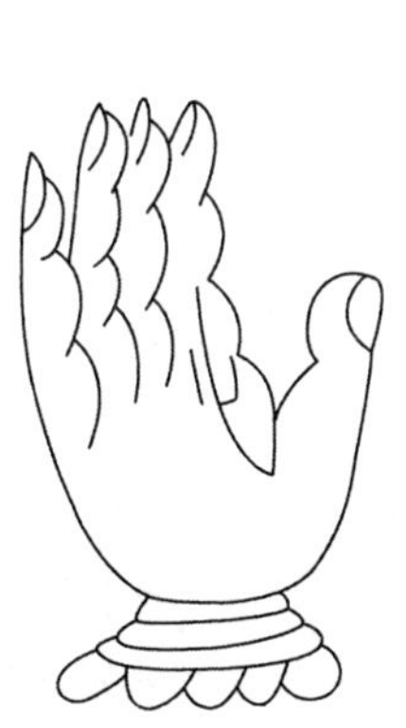

首先宜用：导赤散、八正散、四顺饮、防风丸、镇心丸、妙香散、清心丸、三黄丸。

调理宜用：参苓白术散、钱氏白术散、四君子汤。

以上范元鼎七宝金装，虎口脉纹了然[1]，依此用药万无一失矣。

## 小儿外证十五候

眼上赤脉　下贯瞳人[2]　囟门肿起　兼及作坑
鼻干黑燥　肚大青筋　目反直视　睹不转睛
指甲黑色　忽作鸦鸣　虚舌出口　啮齿咬人
鱼口气急　啼不作声　蛔虫既出　必是死形



① 然：原作“热”，据前后文改。
② 瞳人：即瞳仁。

# 卷第一

## 论形候诀序

夫婴儿未能言，有病固难知也，唯发形色而已。盖形有五色，应其五脏。五色，青黄赤白黑；五脏，心脾肝肺肾。心赤、肝青、脾黄、肺白、肾黑，是五所主。人蕴其内，必形于外，故小儿有病，先见于面部也。如形病不相应者，更如①脉听声。

今将平日观经用应形色及博采群书试验证候，通集于后。

### 分五脏五色应面部

左颊属肝，东方之应，其位居左。《脉诀》云：色青形象木，位列在东方②。

右颊属肺，西方之应，其位居右。《脉诀》云：兑为八卦地，金属五行牵③。

额上属心，南方之应，火性炎上。《脉诀》云：象离随夏旺，属火向南生④。

鼻上属脾，中央之应，其位居中。《脉诀》云：旺时随四季，自与土为根⑤。

下颏属肾，北⑥方之应，水性润下。《脉诀》云：王冬身属

---

① 如：《幼科类萃·察小儿形色诀》作“切”。

② 色青……在东方：语见《脉诀乳海》卷二藏象歌诀之肝脏歌。

③ 兑为……五行牵：语见《脉诀乳海》卷二藏象歌诀之肺脏歌。

④ 象离……向南生：语见《脉诀乳海》卷二藏象歌诀之心脏歌。

⑤ 旺时……土为根：语出《脉诀乳海》卷二藏象歌诀之脾脏歌。原作“王时随四季”。

⑥ 北：原作“比”，据文义改，下同。

水，位定之无欺①。

《难经》曰：五脏有五色，皆见于面②。《素问》云：神之变也，其华在面③。又云：视其五色，黄赤为热，白为寒，青黑为痛，此所谓视而可见者也。钱氏云：左颊为肝，右颊为肺，额上为心，鼻上为脾，下颏为肾，赤者热，随证治之④。

### 定四季色各归部位验病

春色：左颊微青者平，深青者病，白色者绝。

夏色：额上微赤者平，深赤者病，黑色者绝。

秋色：右颊微白者平，深白者病，黄⑤色者绝。

冬色：下颏微黑者平，深黑者病，黄色者绝。

季色者，四季月，各十八日土旺脾。

### 分五脏面部病证

#### 额上心证

赤色者，心经有热风，主心躁，惊悸，睡卧不安。青黑色，心中有邪，主惊风，腹疼。《宝鉴》⑥云：心乃中邪，手瘛疭而啼叫。青黑甚，则心腹疼。黄色，皮干燥，主盗汗，头发干黄，燥生惊痟，骨热微渴。王氏⑦云：毛发黄，必时腹发故也⑧。



---

① 王冬……之无欺：语出《脉诀乳海》卷二藏象歌诀之肾脏歌。原作“位北之无疑”。

② 五脏……于面：语见《难经·十三难》。

③ 神之变……在面：语见《素问·六节藏象论》。

④ 左颊……治之：语出《幼幼新书》卷三。

⑤ 黄：据医理疑为“赤”。

⑥ 宝鉴：指《婴童宝鉴》，十卷，栖真子撰，不著名氏。《幼幼新书》卷二十九引录过此书。

⑦ 王氏：不详。《幼幼新书》卷八引录过《张氏家传》治小儿不语方。

⑧ 必时腹发故也：《普济方·婴孩门》作“必时复发热故也”。

左脸肝证

赤色，身热拘急，肝风热也；青黑，主惊或腹疼；浅赤，潮热心躁。有一等小儿夜间潮热，日中面脸不赤，必唇红干燥，恐验不真，兼诊脉紧①数。

右脸肺证

赤色，身热②；浅色，潮热，或大便坚而气粗壅嗽；青白色，主生咳嗽恶心；青色，主风入肺，时时嗽；青黑，主惊风欲发，或腹疼，婴儿盘肠内吊。

鼻上脾证

赤色，身热，不思饮食；深黄色，小便不通，鼻孔干燥，气粗，主衄血。《宝鉴》云：鼻干喘息，鼻气有声，主劫血；□□干燥，不气粗，是肺热。夜间多哭，鼻上淡白色，主泄泻，食不化。王氏云：鼻青，主吐奶；鼻口干燥，主大小便不利。万全③云：鼻头黄色，小便不通。

下颏肾证

赤色，主膀胱热。膀胱与肾为表里，表里有热，则水道不利，令小便不通。

## 分面部杂病证

面目证

青色，惊肝风热。赤色，心肝热，主烦躁风热。黄色，主脾积口臭可④食。目鲜，主惊。目眨，肝风热，主惊。目胞浮

---

① 紧：原作“肾”，据《普济方·婴孩门》改。

② 赤色身热：原作“赤热身色”，据文义乙转。

③ 万全：《幼幼新书》引录的《万全方》作者。另有明代儿科医家万全，撰《幼科发挥》。

④ 可：《普济方·婴孩门》作“不”。

肿，主久嗽恶心，如不嗽，主疳食积，夏秋大便不调，春冬主骨热，或时腹痛，赤[①]主夜起。王氏云：两目胞肿，早晚面浮，是脾受积。目睛黄赤，主早晚发热。两目深沉，色微黑，眼睛微赤，主耳聋、停耳[②]，是疳气攻肾。眼尾有细碎红纹，主惊风内吊。以上四证出王氏。眼朦瞳，主肝热，多变雀目，其状黑睛外如金线椽[③]是也。《灵秘》[④] 云：盛热眼朦朦。又云：睛黄，脏腑有积。《宝鉴》云：青在两眼，是惊欲发，在左上必多惊悸；右上风入肺，为嗽。又云：目青黄，有积，欲生风，《脉要》云[⑤]：目赤，偏多怒。孙真人云：揩试眉眼，欲生风。

### 印堂证

青黑色，主腹疼夜啼。《灵秘》云：印堂青黑，夜多啼，如伤风，主头疼；不伤寒，主久痢。《灵秘》云：痢候，眉头皱。王氏云：眉中必[⑥]淡白色，主泄泻粪白，食物不化。

### 人中证

《宝鉴》云：人中左右两边黄，主伤寒；人中下青，主乳不化，便青粪。《灵秘》云：人中鼻下俱青，亦主乳食不消。

### 唇中证

唇白，主吐涎呕逆，亦主吐血便血。唇红赤干燥而皱者，

---

① 赤：《普济方·婴孩门》作“亦”。

② 停耳：病名。又名聤耳。系指耳内肿起，色赤疼痛，流脓或耳内生物如赤肉的一种病证。

③ 椽：《普济方·婴孩门》作“缘”。

④ 灵秘：古代医籍，年代、作者不详。清代张振鋆著《鬻婴提要说》引录有此书。

⑤ 欲生风脉要云：原作“欲脉要生风云”，文理不通，据文义乙转。《素问·脉要精微论》未见此文。《脉要》似指古书籍为宜。年代、作者不详，《黄帝内经》引录有此书。

⑥ 必：《普济方·婴孩门》作“心”。

主渴。《灵秘》云：渴来唇带赤。唇红赤亦不皱，主口臭，大便不通，夜间心躁不睡；红干而燥，主热。王氏云：唇干燥主热，口臭，大便多赤，夜间烦躁，颠叫。又云：口臭唇黄，脾受病，后必发肿，亦主夜起，粪白不化。又云：唇白紫，吐涎，主虫痛。《飞仙论》[1] 云：唇红紫，不吐涎，是积痛。《宝鉴》云：口四畔黄如橘，脾之积热。《千金》云：唇缬赤，主心热，口舌生疮[2]。《至圣诀》[3] 曰：唇红赤，主劫血，唇白亦然。唇口动，主惊热。《灵秘》云：唇口动，是惊热重。又云：口滴清水欲生重舌，又主口疮。有一等小儿，脾冷流涎，下颈常湿，名滞颐，不在此条。钱氏云：口频撮，气不和，益黄散。又云：血虚怯为冷所乘，则唇青。孙真人云：唇青主脾寒，或时肚疼，乳食减少。

舌上证

舌干、舌白、舌黑、舌燥、舌苔、舌黄、舌赤肿，主大便不通，或利大便，必焦黄。舌裂，舌上芒刺，舌上血出，皆极热阳毒也。舌上生疮，心脾热。舌卷，主惊。有久泻痢，舌黑必润，不可认为热，皆久痢，上焦虚热。久泻痢，舌黑者，多死不治。

气噎证

气热不通，必主惊候。《灵秘》云：噎饮须知死，叹气、噎气、下气、频呵欠，主惊。

两耳证

王氏云：耳前微赤，主耳聋。微黄，主肾惊，睡中牙咬。

---

① 飞仙论：古代医籍，年代、作者不详。

② 唇缬……生疮：语见《备急千金要方》。缬，两颊红晕，亦泛指一般红晕。

③ 至圣诀：古代医籍，年代、作者不详。

耳轮干燥黑，主疳、骨蒸热。

**分面色相兼病证**

面青淡白

主恶心可[①]食，惊泻。面青，主吐泻。《灵秘》云：主惊风欲发。又云：面青俱白，主軃身哭，胎受邪[②]。《宝鉴》云：面青白，軃身哭，腹中受邪。王氏云：面青唇白，主吐奶不化，胃冷。《难经》云：外证面白喜嚏[③]，悲愁不乐，口欲哭。

面青黑色

吐沫者，虫痛；不吐沫者，食积痛，亦主惊。《灵秘》云：主天吊风[④]。面青，通身热发燥，多变痫疾。面青有汗，口内气热，必发吊痛。以上三证出《灵秘》。《宝鉴》云：面黄，夜卧盗汗。面青白，有惊。面青黑，或时吐沫者，客忤。□□[⑤]黑主天吊啼呼。以上四证出《宝鉴》。

面青脸赤

主壮热，惊搐；面青白黑，往来不定，主心腹痛，发渴无时。《宝鉴》云：脸赤面黄白，主心疳壮热。《千金》云：面赤目黄，主小便不禁。通真子[⑥]云：面青筋急，或多嗔闷，面[⑦]唯

---

① 可：《普济方·婴孩门》作“不”。

② 面青……胎受邪：语见《幼幼新书》卷三第九。軃（yǎn 眼），身体向前弯曲。

③ 嚏：同“嚏”，打喷嚏。

④ 天吊风：即慢惊风，病证名。

⑤ □□：原脱，《全幼心鉴·分面色相兼病证》作“面青”。

⑥ 通真子：具体指代不详。疑指北宋刘元宾，著《通真子补注王叔和脉诀》和《补注通真子脉要秘括》；或《通真子伤寒括要》的作者，《医方类聚》卷五十四引录有此书；或《通真子秘方》的作者，《普济方》卷三四五引录有此书。

⑦ 面：疑为“而”。

思不见人。

面红赤色

主伤寒，发热，心躁不安，若眼鲜，欲惊发狂。《灵秘》云：主身热伤风。又云：面红变易主惊搐。《宝鉴》云：面红，主身热伤寒。通真子云：面食①心烦仍喜笑。

面黄脸赤

主伤寒，潮热，惊搐，睡卧不安，如肉内微微赤者，主疳食潮热。钱氏云：心疳，面黄，脸赤，身热，安神丸主之。

面黄白色

主疳积，大便不调，夜起食不□主脾肺有积。通真子云：□面皖白，气弱腹肚痛疼，不思乳食。

面目皆黄

是脾热口黄，证多于大□是脾疳□

于各部内，将形候病源联成小诗，庶几易记，亦无忘于胸臆云。

**形候验病诗**三十九首

额上青色

额上多青色，惊疼卧不安。赤时多壮热，黄燥汗难干。

《素问》云：心热病者，颜先赤。心气合火，火气炎上，指象明候，故候于颜。颜，额也②。

---

① 食：疑为"赤"之形讹。

② 心热……额也："心热病者，颜先赤"出自《素问·刺热论》。王冰注："心气合火，火气炎上，指象明候，故候于颜。颜，额也。"

毛发黄色

毛发燥干黄，惊疳体似汤。热除须有汗，微渴意恓惶[①]。

毫毛毕直，主伤寒作热。《素问》云：寒客于人，使人毫毛毕直，皮肤闭而为热，当时[②]之时，可汗而发之。

左脸赤色

左脸赤色[③]赤，身躯发热时。肝弦筋脉急，惊哭又攒眉。

身热攒眉，主头疼；不热攒眉，主下痢。《素问》云：肝热病者，左颊[④]先赤，肝气属木，木气应春，南面正理之，则左颊应。

右脸白[⑤]色

《素问》云：合金之气，应秋，南面正理之，则右脸也。

右脸腮青白，时时咳嗽频。痰涎多呕逆，不食少精神。

两脸赤色

两脸微赤因潮热，夜间发作日中歇。久则令儿血气虚，骨内如蒸四肢厥。

有一等小儿，两脸常赤，是血气壮实，自然也，非热所作。若脸赤有热者，色必憔悴。《养生方》[⑥]云：气虚则发厥，谓手足冷也；血虚则发热[⑦]，谓肌肉热也。

两脸青色

两脸腮青黑，多啼勿[⑧]奈何。惊疼是进退，脏腑不安和。

---

① 恓惶（xīhuáng 西黄）：悲伤貌。
② 时：《素问·玉机真脏论》作“是”。
③ 赤色：《普济方·婴孩门》作“连腮”。
④ 颊：据《素问·刺热论》改，原作“脸”。下同。
⑤ 白：原作“赤”，不合下文“金之气”，据此改。
⑥ 养生方：《诸病源候论》载有“养生方”和“养生方导引法”。
⑦ 热：原脱，据文义补。
⑧ 勿：《普济方·婴孩门》作“无”。

鼻燥黄色

鼻燥声粗促，孩儿衄血因。黄时尿不利，赤色热多嗔。

鼻燥白色

鼻燥儿多哭，皆因肺热为。白青连口鼻，吐泻是伤脾。

目鲜青色

目鲜目眨目青惊，目直心痞热已成。二脏战争风火盛肝主气①，心主火，看看搐搐②动双睛。

钱氏云：目赤兼青，欲发搐；目直而青，身及强直，生风③。又云：肝气热，目连眨。《万全方》云：若目睛青脉，左胁下必哽，多吐涎沫。扁鹊云：目睛青，主癖块也④。

眼睛黄色

有积眼睛黄，春冬骨似汤。夏秋多泻痢，龅肿嗽难当。

龅青黄色亦有目龅肿不嗽者，因食积伤□⑤，久必虚肿，有目肿腹胀者，必利无常。

两目龅浮肿，皆因久嗽为。□黄龅有疾⑥，潮热有疮痍。

眼深黑色

眼深微黑睛微赤，必主耳聋肾受积。眼梢如何细红筋，内吊惊风是踪迹。

印堂青色

印堂多青黑，腹痛夜频啼。睡卧时惊悸，无欢自惨凄。

---

① 气：《普济方·婴孩门》作“风”。

② 看看搐搐：《普济方·婴孩门》作“渐看搐搦”。

③ 目赤……生风：语见《小儿药证直诀·杂病证》。

④ 万全方……癖块也：语出《普济方·婴孩门》，“哽”《普济方·婴孩门》作“硬”。

⑤ □：原脱，《普济方·婴孩门》作“脾”。

⑥ □黄龅有疾：《普济方·婴孩门》作“睛黄脾有积”。

眉目杂色

攒眉因下痢，疳积面黄浮。吐泻形容白，唇干渴不休。

伤寒身热攒眉者，主头疼。

人中黄色

黄色人中畔，儿因食物伤。形青便激沫，脾胃不安康。

唇白红色

唇白儿须吐，兼成失血形红赤亦同。唇干唇皱渴，夜热不安宁。

久渴泻，唇红，是虚证，不可用凉药。

唇中黄色

有积唇黄色，看看作肿形。虚灵夜起粪，白口臭酸醒①。

唇间青色

唇青脾胃怯，伤冷痛非常。畏食嫌乳增，寒白色青黄。

青，肝本色，唇主脾土，木来克土，知脾弱不能食。巢氏云：小儿脏气热不和，血气为冷所乘，即口唇青白，亦有脏气热，唇生疮，而风冷之气入疮，虽疮后血气不复，故令唇青②。

唇焦赤色

唇焦赤《宝鉴》云：脾之受热，口臭，气以唇焦口臭或口燥，肠中粪不通如通利，必焦黄。气粗多做热，睡卧不安宁。

唇间紫色

紫色唇间见，涎流口畔垂。蛔③虫攻刺痛，久则致尪羸④。

唇上紫色

涎流唇紫，蛔虫积，痛作疼时汗出多。虚若痛来脾胃冷，

① 虚灵……醒：《普济方·婴孩门》作“脾虚夜多起，粪白臭酸腥”。

② 小儿……唇青：语出《诸病源候论》卷之四十八。《诸病源候论》作“小儿脏气不和，血虚为冷所乘，即口唇青。亦有脏气热，唇生疮，而风冷之气入，疮虽瘥，之后血色不复，故令唇青”。

③ 蛔：原作“回”，据文义改，下同。

④ 尪羸（wāngléi 汪雷）：瘦弱，虚弱之意。

虫消积泻保安和。

**舌上杂色**

舌白干焦燥，乌黄并热为。小便难且涩，心火渐蒸脾。

如小便不涩，必焦黄，重①肿厚，急欲乳不能喝者，此因邪热客入儿□流大②，心肿③，即舌厚唇燥，不急治，杀人。洗心散、导赤散、黑鱼切片子贴舌上。出血、舌肿、舌裂、舌上舌刺焦、舌黑、舌赤，并与地黄汤，方在第十八卷。舌胎、舌卷同。

**耳前赤色**

两耳前微赤，痄攻心耳聋。微黄惊入肾，戛齿④睡魂中。

颐下微黄亦主之，或曰女子无肾。《素问》云：胞胎者，肾上。

**皖白青色**

皖白青形面，心燔泻又惊。躯身啼腹痛，脏腑作霄⑤鸣。

**面青赤色**

面色青兼赤，惊来热已成。色青肠胃冷，腹痛但啼声。

**面红赤色**有一等小儿，面黄不食⑥，却发潮热，伤寒壮热者，必唇干燥，或气微足⑦也。

红赤伤寒面，心烦热不安。眼鲜惊少作，风盛变多端。

**面黄白色**

面白黄皆见，心燔泻不调。因伤常夜起，乳食不能消。

**面黄赤色**

面色兼黄赤，惊痄发病因。睡中多叫哭，潮热损精神。

---

① 重：《普济方·婴孩门》作“舌”。
② □流大：《普济方·婴孩门》作“脐流入”。
③ 肿：《普济方·婴孩门》作“肺”。
④ 戛（jiá 夹）齿：上下齿相击之意。
⑤ 霄：《普济方·婴孩门》作“雷”。
⑥ 食：《普济方·婴孩门》作“赤”。
⑦ 足：《普济方·婴孩门》作“促”。义长。

胃热黄色

胃热身金色，脾蒸面眼黄。不宜伤自利，黄疸病难当。

筋露青色

头面曾[①]筋起，嗞煎[②]不肯眠。身躯才发热，惊哭掘[③]双拳。

面部杂色

唇红面赤睡难安，头黑青筋惊[④]气燔。冷气入腹成内吊，虚风在胃变多端。躯身叫哭非为祟，拗颈啼声欲作痫。不久自然惊搐候，阴阳邪正互相干。

非时弄色钱氏云：病重，面有五色不常，不泽者死[⑤]。孙氏云：弄色、矢色，矢色者死[⑥]。

弄色非时变，胎风客忤惊。红青须发搐，兼黑痫分明。

下颐赤色

微微下颐赤亦主耳聋，热聚小肠中。结涩膀胱内，令儿溺不通。

《素问》云：肾热病也，颐先赤[⑦]。肾气合水，水性润下，指象明候，故候于颐。古书有一证云：面青目兼黄，小便涩异常，亦左[⑧]滑。

咽中哽气

喉中多哽气，噎饮欲生惊。二证皆痫疾，看看搐搦成。





---

① 曾：《普济方·婴孩门》作“青”。
② 嗞煎：症状名，小儿烦躁的表现。
③ 掘：《普济方·婴孩门》作“握”。义长。
④ 筋惊：原作“惊筋”，据文义乙转。
⑤ 病重……不泽者死：语见《小儿药证直诀·杂病证》。
⑥ 弄色……者死：《普济方·婴孩门》作“弄色为矢色，矢色者死”。
⑦ 肾热……先赤：语见《素问·刺热论》。
⑧ 左：《普济方·婴孩门》作“主”。

凡小儿由此二证，必久患痫疾，□者不久必作惊候。

验诸般泻

便黄因内热，红赤黑同看。绿白青皆冷，疳肥食臭酸。

有一等小儿，淡黄沫如蟹之吐沫，黄如槐花者，虚热，治法在后。

验疳食积

伤食馊酸臭，兼疳泻白肥。积停物不化，结实又还稀。

小儿多要吐者，伤胃，中有宿食，宜下之，妙丸子下，益黄散补。若此吐唾者，停饮在胃，黄龙丸以白术橘皮煎汤送下。孙氏云：小儿饮乳吃水，正乳吃食，正食饮水，并成痰饮。钱氏云：口中吐沫，后必虫痛。

验食积痛

面黄目白少精光，多睡嗞煎被食伤。呕逆出闻酸无息，时时腹痛阵难当。

先下后补。钱氏云：凡积痛，面黄，目白无精光，多受睡畏食，大便酸臭。轻者，磨去疾；重者，下去其积，腹痛亦去矣。

验出疮痘

时行疮痘数日前，状似伤风面脸鲜。乍热乍凉头有汗，虚惊虚悸手多牵。唇红体热时加喘，鼻清耳冷只贪眠。目涩气初频喷嚏，定知疮疹有相传。

疮疹多惊悸，时行候一同。增①寒偏要水，发热又兼风。目涩双睛白，皰浮两脸红。嗽涎声哑嗄②，呵欠睡朦胧。

疮痘相传染，时行若感风。唇干唇缘白，目涩目微红。疮出眉先皱，疮来鼻不通。皮毛寒耸立，麸痘隐其中。

---

① 增：通“憎”，厌恶。《墨子·非命下》：“帝式是增。”

② 嗄（shà 煞）：嗓音嘶哑。

时气行疮痘，形青面脸鲜。嗞煎头有汗，恍惚手多牵。嚏喷皆微嗽，嘘呵只爱眠。睡中惊起哭，疮痘欲传相。

惊变痘疮

孩儿惊搐定，体热壮如汤。斑疹藏肌肉，身凉出痘疮。

痘疮发搐

身热心烦躁，惊来耳似冰。指稍俱带冷，痘搐甚分明。

搐，身热，手足稍热。痘搐，身热，乎①足稍冷。上前证候，额上、左脸、右脸、鼻上、下颏是五脏相应验病也。舌、目、唇、口、鼻、窍、两耳是五脏通窍验病也。《宝鉴》云：左脸应心，右脸应肺，两目应肝，耳应肾，盖分证错杂，期间有应者。王氏云：面脸应心分错杂，皆为谬也。钱氏云：左腮为肝，右腮为肺，额上为心，鼻上为脾，颏间为肾，正合《素问》议论也。虽分面部与五脏应证甚当，盖不曾详注形色合病，使后人难晓，重其形证如前，所有五脏通窍应病证摭②联于后。

今采诸经系五脏相应者，与同③外形色合同，联缀于后，学者宜精思之。五脏通窍，相应病证。

**心通窍于舌**

心为脏，小肠为腑。心色赤，主夏三月。心味苦，心液汗，心养血，心声言，心气呵，有余笑，不足戞。《千金》云：心气实则笑不休，虚则悲不已。

**肝窍通两目**

肝为脏，胆为腑。肝色青，主春三月。肝味酸，肝液血，肝养筋，肝声泣，肝气嘘，有余怒，不足悲。《千金》云：怒则实，悲

---

① 乎：疑为“手”。
② 摭（zhí 值）：选取，搜集。
③ 同：疑为“内”。

则虚。

上前证候内有二条，虽《万全方》云称：脾有余，腹满，其间有虚实证。肾有余，肠泄，亦有虚实二证。盖当时不曾分明注，一[1]可一例取之。《素问》云：形有余，则腹胀泾溲[2]不利；不足，则四肢不用，脾之脏也。脾气虚，则四肢不用，五脏不安安[3]；实则腹胀泾泄不利，小便难也。

《千金》云：腹满按之不痛者，实；按之痛者，虚。《素问》云：志有余则腹胀飧泄，不足[4]则厥。肾之脏，肾藏精神含志，肾气虚[5]则厥，实则腹胀。



---

① 一：疑为“不”字，义长。
② 泾溲：原作“泾泄”，据《素问·调经论》改。
③ 安：衍字。
④ 足：原作“利”，文义不通，据《素问·调经论》改。
⑤ 气虚：原作“虚气”，据文义乙转。

# 卷第二

## 论神圣工巧

经曰：望而知之者，谓之神；闻而知之者，谓之圣；问而知之者，谓之工；切脉而知之者，谓之巧①。盖望而知之者，是望其五色以知其病也。如左脸青色，必知肝病，肝色青，应在左脸。闻而知之者，是闻其五音以别其病也。如多哭声哽，必知肺病，肺主声，应于哭。问而知之者，是问其所欲五味以知其病也。人好食甘，必知脾病。脾土也，味应于甘②。切脉而知之者，诊其寸口，视虚实，以知其病在何脏腑也。如寸口得芤脉，必知心病，心脉见，则应寸口。要之，五脏之象可以类推，五脏声音可以意识，五色证可以目察。善观诊者，能合色脉，可谓神圣工巧也。

小儿脉法，散在诸书，亦所说不多。《脉诀》云：脉理精微，其体难辨，在心易了，指下难明③。盖小儿之脉尤难如大人也。今欲诸经摭出简详捷验者，联缉于后。

### 分三部法

分三部，但取掌后高骨关，关前为寸口，关后为尺泽。如诊小儿脉可以一指按其三关，进退取之，此法甚明，不须疑惑也。

---

① 望而……谓之巧：语见《难经·六十一难》。

② 甘：原为“肝”，据文义改。

③ 脉理……难明：语见《脉经·序》。

## 定喘息法

欲看候，先须审己之气息，然后审病人之气息，凡人一呼一吸，名曰一息。医者自患，不可与人诊候。

## 定举按法

诊脉轻按得之者，腑也；重按得之者，脏也；不轻不重者，胃气也。

## 论小儿脉

小儿脉三岁以上，五岁以下，然后可看候。与大人有异者，为呼吸，至八是常也，九至病，十至困。盖小儿纯阳，故脉息数促，如大人者，为不同也。小儿周岁以前，脉息难凭；周岁以后，方有脉形。《宝鉴》云：五百七十六日乃成人，血脉骨肉皆坚牢，方可诊候也。

## 辨脉形状

浮脉：按之不足，举之有余，但浮指下。

芤脉：浮大而软，按之中央虚两边实。

滑脉：来往流利，与数相似，浮中有力。

实脉：大而强微，强隐指下，愊愊如。

弦脉：举之却无，按之却如弓弦之状。

紧[①]脉：数如切绳状，一日如转索无常。

洪脉：举按取之皆极大，满于指面下。

微脉：极细而紧，或欲绝，若有若无。

沉脉：举之不足，按之有余，重按得之。

缓脉：来去如迟，小快于迟，娇人而软。

---

① 紧：原为“肾”，形近之误，据医理改。

涩脉：细而迟，来往难而散，或一止来。

迟脉：重手乃得，呼吸三至，来去极迟。

伏脉：指下寻之，呼吸定，切骨方有。

濡脉：指下极软，按之却去，细散时之。

弱脉：极软沉细，按之乃得，举之若无。

**诀七表脉古诗**

浮按不足举有余，芤脉中空两畔居。
滑体如珠中有力，实形愊愊与长俱。
弦如始①按弓弦状，紧若牵绳转索初。
洪举按之皆极大，此为七表不同途。

**辨八里脉古诗**

微来如有又如无，沉举都无按有余。
迟缓息间三度至，濡来散止细仍虚。
伏须骨沉相类软，弱而沉指下圆涩。
脉如夬刀轻刮竹②，分明八里坦如途。

**七表主病**

浮为中风，芤为失血，滑为吐逆，洪为发热，实为下痢③，弦为拘急，紧为疼痛。

古诗：

浮为中风芤失血，滑吐实下分明别。
弦为拘急紧为疼，洪脉原来偏主热。



---

① 始：原为“如”，据《万氏济世良方·七表脉》改。

② 伏须……刮竹：《全幼心鉴·八里脉》作“伏须切骨沉相类，软弱而沉指下图。涩脉如刀轻刮竹”。义胜。

③ 实为下痢：原作“痢实为下”，据文义乙转。

## 八里主病

迟则为寒，缓则风结，微则风痞，涩则血涩，沉则气滞，伏为物聚，濡则气虚，弱则为萎。

古诗：

迟寒缓结微为痞，涩因血涩沉气滞。

伏为物聚濡气虚，弱则筋萎须神记。

## 审脉逆顺

惊搐脉：浮数，顺；沉细，逆；身温，顺；支①冷，逆。

夜啼脉：微小，顺；洪大，逆；身温，顺②；身冷，逆。

心腹脉：沉细，顺；浮大，逆；身温，顺③；四肢倦，逆。

伤寒脉：洪弦，顺；沉细，逆；浮大，顺；微大，逆。

汗后脉：沉细，顺；洪紧，逆；困睡，顺；狂躁，逆。

温病脉：洪大，顺；沉细，逆；身热，顺；腹痛，逆。

咳嗽脉：滑浮，顺；沉细，逆；身温，顺；肢冷，逆。

霍乱脉：浮洪，顺；迟微，逆；身温，顺；身冷，逆。

吐哯④脉：浮大，顺；沉细，逆；身温，顺；身冷，逆。

泄泻脉：缓小，顺；浮大，逆；身温，顺；肢冷，逆。

诸渴脉：洪数，顺；微细，逆；身温，顺；肢冷，逆。

诸肿脉：浮大，顺；沉细，逆；脏实，顺；肠泄，逆。

腹胀脉：浮大，顺；虚小，逆；脏实，顺；泄泻，逆。

痰喘脉：滑大，顺；沉细，逆；身温，顺；肢冷，逆。

---

① 支：通“肢”。《易·坤》：“而畅于四支。”

② 身温顺：原脱，据文例及医理补。

③ 顺：原脱，据前后文例、医理补。

④ 哯（xiàn 现）：不作呕而吐，亦泛指呕吐。

寒热脉：紧数，顺；沉细，逆；倦怠，顺；强直，逆。

疳劳脉：滑数，顺；沉细，逆；脏实，顺；脾泄，逆。

虫痛脉：紧滑，顺；浮大，逆；身温，顺；唇青，逆。

诸失血：沉细，顺；浮数，逆；身温，顺；发热，逆。

中恶腹胀：滑细，顺；浮大，逆；身热，顺；身冷，逆。

黄疸脉：浮大，顺；沉细，逆；腹宽，顺；身冷，逆。

火瘅脉：浮洪，顺；沉细，逆；身热，顺；身冷，逆。

以上脉是小儿五脏之根本，若得其顺，则知可治；若得其逆，则知其不可治也。纵有生者，十难一二也。

**七表应病**

浮：寸口，风热头疼；关上，腹胀胃虚；尺中，大便不通①。

芤：寸口，衄血吐血；关上，□②血痢血；尺中，小便出血。

滑：寸口，吐逆恶心；关上，胃寒不实；尺中，渴饮不休。

实：寸口，胃中熏蒸；关上，腹满，下痢切痛；尺中，小腹胀，小便淋涩。

弦：寸口，心胸结痛；关上，胃寒不食；尺中，小便赤涩。

紧：寸口，头痛心疼；关上，腹满刺痛；尺中，小便急痛。

洪：寸口，头疼壮热；关上，吐逆不食；尺中，小便赤涩。

**三部一脉**

三部俱数：身热惊搐，烦渴心躁。

三部俱缓：脾热口臭，吐逆寒热。

三部俱弦：肝风拘急，欲发惊搐。

① 尺中大便不通：原误作“中大便不通尺”，据上下文乙转。

② □：《普济方·婴孩门》作“泻”。

三部俱浮：心腹疼痛，急则惊痫。

三部俱芤：久患泻血，吐血溺血。

三部俱洪：发热惊悸，大□□□①。

三部俱实：胃壅不食，或即下痢。

三部俱急：巢□□□②，小儿惊痫。

**脉应杂病**

诸数脉：为热属腑。

诸迟脉：为冷属脏。

阳数脉：主吐逆，不吐必发热。

阴微脉：主泄泻，不泻必盗汗。

沉数脉：寒热，寒多热少③，亦主骨蒸热。

紧数脉：寒热，热多寒少，又主骨热，急则惊痫。

沉紧脉：心腹疼痛，短数同，亦主咳嗽有痰。

沉细脉：乳食不化，亦主疠痛下痢。

沉伏脉：为积聚，而主霍乱。

微缓脉：泄泻，乳不化，沉缓亦同。

微涩脉：瘛疭筋挛。

浮急脉：寒热唾血。

浮滑脉：宿食不消，亦主咳嗽。

浮紧脉：疳气耳聋。

浮弦脉：头疼身热。

紧滑脉：吐血恶心。

---

① □□□：《普济方·婴孩门》作“小肠涩”。

② □□□：《普济方·婴孩门》作“氏云主”。

③ 少：原脱，据《普济方·婴孩门》及下文补。

心脉急数：惊痫不惊者，主疳淋。

肺脉急甚：癫痫风痫，痰涎流滋①。

肺脉浮实：鼻塞并大小便不通。

关脉紧滑：主蛔虫，尺脉沉亦主蛔虫。

尺脉微细：溏泄冷痢，乳食不化。

尺脉微涩：便血，无血者必盗汗。

脉过寸口入鱼际：主遗尿。





**诀脉主病**诗三首②

缓小肠鸣泻，沉为乳不消。

数浮惊热作，弦紧痛来潮。

脾脉微细，不吐即泻，难治。阳数或滑，主吐泻，不尔即热易，脏腑不和，见浮于③关上也。

沉数脉加寒，微浮嗽不安。

涩微多痢血，浮实大便难。

**诀脉逆顺**

伤寒脉大最相宜，满肿浮洪病可医。

微细心疼终是顺，沉迟吐泻必须危。

虫攻紧滑皆知吉，渴饮沉微势已衰。

惊搐浮洪多易治，喘粗涎盛滑为奇。

七表八里脉乃是五脏六腑脉也。盖小儿纯阳有病，多见七表脉，为属阳脉故也，主病有验。八里脉，所以不见者，为属

---

① 滋：《普济方·婴孩门》作“溢”。

② 诗三首：底本只有诗二首，疑误。

③ 于：此下原有“于”字，衍，据文义删。

阴脉故也。设使小儿有八里脉者，必发阴痫。孙氏云：阳脉急甚，必变阳痫，急惊风也；阴脉沉迟，多变阴痫，是慢惊风也。是以八里脉多不经见。

## 论病听验诀

《乐记》[①] 曰：凡音[②]之起，由人心生也。人心之动，物使之然也。感于物而动，故形于声。声[③]相应，故生变。盖人病蕴于脏，内声乱，则五音不和；人声乱，则五脏不和。所以听声音，验人之疾病也。

《素问》云：视喘息，听声音，而知所苦[④]。是故《周官》云：五气、五色、五声，视其死生[⑤]。孙真人曰：五脏不和，五声不顺，五声不定，必主病。

## 验五脏正声

脾属土应宫音其声缓大而慢，

肺属金应商音其声促而清，次于宫，

肝属木应角音其声悲而和，次于商，

心属火应徵音其色[⑥]雄也者，次于角，

肾属水应羽音其声沉而细，次于徵[⑦]，

乱声音主病《乐记》曰：宫、商、角、徵、羽进出曰音。

---

① 乐记：中国儒家音乐理论专著。西汉成帝时戴圣所辑《礼记》第十九篇的篇名。

② 凡音：原作“几者”，据《乐记·乐本篇》改。

③ 声：原脱，据《乐记·乐本篇》补。

④ 视喘息……所苦：语见《素问·阴阳应象大论》。

⑤ 五气……死生：语见《周礼·天官》。

⑥ 色：疑为“声”。

⑦ 徵：原作“祉”，音同之误，据音律改。

声雄而重大主伤风热，头疼惊悸，或上焦热疾，

声雄而实涩主身热，大便不通及口疮，

声浊而沉重主疳气并耳聋，

声悲而焦躁主肝风拘急，眠卧不安或恐怖，

声哭而不啼主惊，眠卧不安，

声啼而不哭主腹中疼，

声促而躁急主肺经感风邪，咳嗽身热，

声长而细小主下①痢肠痛或大便下血，

声嗄而不响主肺热，久则虚，

声嗄而轻颤主久病，发惊搐，

声短而微细主小便涩，

声前促而后缓主吐逆恶心，不思饮食，

声短而迟缓主泻虚鸣，

声嗞煎不定主心烦躁，眠卧不安。

**听声主病诀**诗五首

重实声

重实②声雄体热为，三焦气壅在心脾。

伤风咳嗽咽痛，结涩中间粪出迟。

悲焦声

声悲焦有躁，恐怖又生风。

重浊声沉静，疳攻心耳聋。

啼哭声

但哭无啼只是惊，多啼不哭痛分明。

① 下：原作“上”，据文义改。

② 实：原作“热”，据上文改。

声轻颤嗄风痫病，速缓声频吐泻成。

嗞煎声

嗞煎烦躁睡难安，躁促声音为感寒。

语短气微尿主涩，长迟声细痢多般。

迟缓声

语短声迟缓，肠鸣泄泻频。

嗄声多不响，风热肺家困。

有小儿声嗄，咳嗽，眼红涩者，是欲出疮痘。又有疮痘盛出，或出后痘毒，咽喉声哑者，死候也。又有初生婴儿，患重舌①，啼声不出者，死。

## 指脉纹验病证

小儿三岁以前，虎口第二指上寅卯关有脉纹见者，可验病证雄壮，男左女右观之。其间有指纹不见有病者，必于面部，不见有病者，必于脉息主之，更宜参问。

## 定指上三关

辰关指头上节；卯关中节；寅关下节连掌。

脉纹从寅关起，不至卯关者，病易治。若连于卯关，有病难治。如寅关连卯关，卯关侵通辰关者，十难救一。若脉纹小或短者，有病不妨。

## 指脉纹色样

指纹深青色

主惊悸；浅青，主便青，肚疼；青黑色，主惊搐内吊。

① 重舌：病证名。症见舌下血脉肿胀，状似舌下又生小舌，或红或紫，或连贯而生，状如莲花，饮食难下，言语不清，口流清涎，日久溃腐。

指纹色红赤

主惊热；浅红，主下痢腹痛；如不利，主吐泻不食。

指纹色深紫

主惊哭；浅紫，主烦渴；纹弯，主伤乳，不吐即泻。

脉纹透起指面者，必发热，惊卧不安；不热则受病日深，不久必变风搐。若指纹生枝节者，不治。或有进退，嗞煎多睡，精神不爽。指纹不见者，久必发惊候，不治。





**指纹主病**四首

初起寅关浅，纹侵过卯深。

生枝终不治，辰位实难禁。

青纹脉

指纹深青卧不宁，微青腹痛粪多清。

青兼黑色盘肠利，发搐牵抽不暂停。

红纹脉

孩儿指脉深红色，发热惊时身强直。

微红下痢腹中痛，吐泻脾虚多不食。

紫纹脉

指上纹生紫色深，惊生哭泣又呻吟。

微微紫脉须烦渴，伤泻纹弯主恶心。

以上脉纹，更与形候，相参验病，庶几无误。

**辨论鬾①病证**

巢氏论小儿鬾病者，妇人怀娠，恶神导胎，胎中魂识嫉

---

① 鬾（jī机）：传说中的小儿鬼。原作“魃”，据文义改。

妬①，小儿致令此病。其状微微下利，寒热来去，毛发鬡鬇②，神色不悦。又《宝鉴》云：魃鬼是小儿鬼也。盖儿有疾，即腹中子之魂识嫉妬也，非母之魃乎！缘百灵孕妇身外，婴儿眼净，畏而致患。以愚观之，既言婴儿眼净，畏而得之，其婴儿未能言，安能是语也。又所言恶神导胎，孔子云：鬼神之事，吾亦难明。明说俱未之信也。要之，积神成胎，其子必灵；积鬼成胎，其子必怪。灵子者，如后稷③、端木赐④是也。怪子者，如汉末之时，三头二足是也。今⑤之小儿，形象于形，既非其灵，又非其性，一旦受病，讵⑥可谓恶神导胎者乎。盖妇人妊娠之时，气血不荣，或头疼呕吐，或胎动不安，或气溜不注，经络涩滞，乳脉不调，将乱饮之，令儿面黄腹胀，腑脏不调，寒热来去，毛发鬡鬇，精神不悦，日渐黄瘦者，乃是饮母魃乳故也，皆非恶神鬼魃为之。其间有儿饮喜乳、怒乳、热乳、寒乳、气病乳、壅乳、醉乳、淫乳，亦令儿病。断乳小儿，必无魃病。如母有孕，小儿饮别乳，亦无此患。《证类本草》云：小儿继病，因母有娠乳儿，儿有病，如疟痢，他日亦相继腹大，或瘥，或发⑦。其有受胎，或壮实或虚衰，或大饱而大饥，或大醉而





---

① 妬（dù 杜）：同“妒”。

② 鬡鬇（zhēngníng 狰狞）：毛发蓬乱貌。

③ 后稷：周朝王族的始祖，姬姓，名弃，出生于稷山（今山西运城稷山县），被称之为稷王（也作稷神或者农神）。

④ 端木赐：复姓端木，字子贡（古同子赣），以字行。春秋末年卫国（今河南鹤壁市浚县）人。孔子的得意门生，孔门十哲之一，“受业身通”的弟子之一，孔子曾称其为“瑚琏之器”。

⑤ 今：原作“令”，据文义改。

⑥ 讵（jù 句）：岂，怎之意，表示反问。

⑦ 小儿……或发：语出《证类本草》卷第十九。原作“小儿断病”。

大劳，至大雨、大雪、大寒、大暑及阴阳不等，犯诸禁忌，受胎之气，令儿生下，故多在怀抱中宜有是病也。所谓恶神传继之说，盖因此证而妄云也。若夫灵子、怪子者，是必有说焉，法当用紫丸子下魃乳，以益节散补，令儿断奶即安。

**辨论无辜病**

巢氏论小儿无辜病，面黄发直，壮热时渴，多食则瘦，积经岁月，遂治死者，谓之无辜。言天上有鸟名无辜，昼伏夜游，因洗儿衣，夜露经宿，鸟从上过，衣与儿着，即生此病。又《宝鉴》引《元中记》[①] 云：有一雌禽，无雄，一名姑护，一名钓星，然[②]此禽但喜夜飞于人家堂，过见露小儿衣，飞尿其上，或遗毛羽，令儿所患无辜之疾，至死不理，后即魂魄化为此鸟之子。愚考所说，虽据按乃古人饰文也，其间有不因露衣得此疾病多，王氏其言非也。盖是八邪所得之，其八邪者，饥饱劳复，风惊暑湿。《素问》云“暑湿”，王氏云“暑积”，谓之八邪，久则令儿日渐黄瘦，饮食虽多，不长肌肉，又不知饥饱，昼夜啼哭，便利不安，壮热多渴，核块疮疹是也。此王氏之论[③]，其理甚明。小儿有此疾者，但作惊疳治之，更宜随证。凡小儿不可夜露衣者，虑其阴气，令儿生病，亦不可于星月之下饮儿乳者，致生吐泻也。

《王氏家宝》[④] 云：鱼目定睛，夜死；面青唇黑，昼亡。啼而不

---

① 元中记：古书籍，作者、年代不详。

② 然：原作“气”，文理不通。繁体字形近致误，据改。

③ 之论：原作“论之”，据文义乙转。

④ 王氏家宝：古医书籍，作者、年代不详。明代医家王震据载其著有《王氏家宝伤寒证治明条备览》九卷。

哭是烦，哭而不啼是躁。

## 辨王氏是非

### 鱼目定睛夜死

鱼目定睛是肝绝。肝，木也，外应睛。睛定，是筋绝不能转也。筋属肝，目中瞳人属肾。王氏云：肾主眼中瞳人，肾绝瞳人不动。肾，水也，水生木，令母子俱绝。近死在申酉时，远死在庚辛日。何以知之？肝属木，申酉时与庚辛日俱属金，金能克木，故知至期而死也。

### 面青唇黑昼亡

面青唇黑是脾绝。脾，土也，外应唇。唇黑，是水绝，土能克水，今脾土绝，肾水反克。面青木色，木克土，奈脾气已绝。近死寅卯时，远死在甲乙日。何以知之？寅卯与甲乙日皆为属木，木能克土，故知至期而死者也。

### 啼而不哭是痛

啼者，直声来往。啼叫无泪①，是腹有痛处。王氏云：盘肠气吊，而啼无泪。《宝鉴》云：夜啼为腹有痛处。《万全方》云：夜啼者，由脏冷也。夜则阴盛，阴气相感，痛其于昼，故冷，夜啼也。以此证其啼乃是痛也，以啼而不哭。

### 哭而不啼是惊

哭者，连声不绝。哭泣多泪，是惊悸。钱氏：心主惊，实则哭叫。王氏自言：多哭是惊，入心肺，风热也。又云：惊，即所以惊起而哭。以此证其哭乃是惊也。

### 嗞煎不安是烦

嗞煎者，心经有热，精神恍惚，内烦不得安。《千金》云：心热烦满。扁鹊云：煎熬必心烦。烦则用热，热则自然生惊者矣。

---

① 泪：原作“目”，据文义改。

嗞啀[①]不定是躁

嗞啀者，心经有风邪，精神恍惚，内烦不安。《八片锦》[②]云：小儿嗞啀，心躁生风。孙氏云：热多不安，烦久而惊；风多不定，躁久而搐。

古人医书不能无失。如钱氏治慢惊，用瓜蒌汤，与病不相主对，此钱氏之失也，论在第七。张氏治疮痘法，若才觉是疮痘，便当疏利；又云若才出皆不可转利，自作两说，此张氏之失也，论在第四。如此之论甚多也。大抵拘一法者，不足为善工；泥一说者，不足为善学。后之学者，不可执一而取，当择其善者而从之。



① 嗞啀（ái 癌）：症状名，小儿烦躁的表现。

② 八片锦：古代小儿指纹诊法医书，作者、年代不详。

# 卷第三

## 论小儿医难于大人

夫医之道，诚为难矣。故治小儿，尤为难理。宁医十丈夫，莫医一妇人，何也？丈夫者荣卫气壮，妇人血脉相冲，兼产难治。《千金》云：妇人之病，比男子十倍难疗。宁医十妇人，莫医一老儿，何也？妇人者，血气尚盛；老儿元[①]阳枯竭，气血皆衰，以为老儿难治。宁医十老儿，莫医一不语。不语，小儿。何也？老儿虽元阳皆竭，气血皆衰，疾痛即能言；不语小儿者，疼痛不能言，精神犹未备，骨血气犹未坚，形声犹未正，脉息犹未全。所以难治者，语不能问其得病之由，脉不能诊其必然之理，故黄帝云：若吾不能察其幼小也。《宝鉴》云：冠壮易明，幼童难治。

孙氏云：学方三年，无病得治；治病三年，无方可疗。《难经》曰：上工者，十全九；中工者，十全八；下工者，十全六。以此知其医之诚难也。

### 戒庸医递相訾[②]毁

医门一业，慈爱为先，常存救治之心，方集古贤之行。近来医者，诊察疾病，未言理疗，訾毁前医，不量赋性，庸浅专务，妬贤嫉能，利己害人，惊諕患家，意谋厚赂，此则不易禽兽之心乎！

---

① 元：中藏本原脱。

② 訾（zǐ 紫）：毁谤，非议。

## 强施乳食令儿病

不善操舟者，罪河之屈曲，非河之罪也，不善操舟者之罪也。不善乳小儿者，罪儿之多病，非儿之罪也，不善乳儿者之罪也。后汉王《潜夫论》① 云：婴儿常病伤于饱也，乳哺多则生痫疾。盖少见饥病孩子，多有伤患小儿。《素问》云：饮食自倍，肠胃乃伤。大抵强施乳食，自令儿病。信然矣。

## 审小儿得病之源：大喜后乳食，多变惊痫

喜属心，大喜后乳食则伤其心。钱氏云：心主惊，是痫也。又云：大喜乳食，多成惊痫。《素问》云：暴怒伤阴，暴喜伤阳。孙真人云：伤阴则泻，伤阳则惊。





## 大喜后饮水多成喘急

喜后饮水则停于上膈，令胸喘急。通真子云：喜后饮水，水伤于三焦，令气息喘急。《圣惠方》云：汗后饮水必成喘也，盖喜属心，汗亦属心故也。

## 大哭后乳食多成吐泻

哭属肺，大哭后乳食则伤肺，肺气逆则作吐泻，故肺与大肠为表里。钱氏云：大哭后乳儿，多成吐泻。杜氏②云：哭时乳食，必然吐泻。

## 大哭后饮水多成嗽噎

哭属肺，大哭后饮水则气道不利，成痰嗽气噎。《圣惠方》云：饮水积结不散，故成痰也，又云：肺水气乘则多咳嗽也。仓公③曰：哭人饮成气噎、呕吐、咳嗽、痰水。

---

① 潜夫论：东汉王符著，共三十六篇，多数是讨论治国安民之术的政论文章，少数也涉及哲学、医学问题。

② 杜氏：不详。

③ 仓公：姓淳于，名意，西汉初齐临淄（今山东淄博东北）人，曾任齐太仓令，精医道，辨证审脉，治病多验。

### 大饥后乳食多成腹痛

孙真人云：饥人急饮则成腹痛。《修真秘》①云：饥食过多则结成积聚。又云：凡食不用急，急之则不细，则伤脾损气。扁鹊云：大饥急食，久成癖块，面黄。

### 大饥后饮水泄泻肚疼

饥后饮水则冷湿伤于脾，脾气受湿则令腹痛。《道书》②曰：饥后饮水成泻泄肚痛。《素问》云：湿胜则泻。《圣惠方》云：饥冷过多，结在心下，故令心腹满痛。

### 大饱后饮水多成气逆

《素问》云：饮多则肺布叶举③，是故气逆而上奔也，故能生痰疾。《道书》云：饮食过多成痰癖气逆。《养生》④云：饥水莫急咽，久成气病。

### 大饱后迎风多成暴厥

大饱则食气上冲心肺之间未散，卒被风冷所伤，故暴厥不醒，如中风状也。《仙经》⑤云：大饱迎风，多成暴厥不醒。《修真秘诀》云：热食汗出，荡⑥风发痓，头疼多睡。

### 大惊后乳食呕吐心痛

大惊后乳食，则手少阴经受邪，多成心痛。《抱朴子》：夹惊便食，多成心痛，心主惊故也。大惊饮食，气节不通，成吐逆翻胃⑦。

---

① 修真秘：即《修真秘诀》，内容不详。《证类本草》卷十引录过《修真秘诀》。

② 道书：所指不详。

③ 举：原脱，据《素问·生气通天论》补。

④ 养生：古道家医书，作者、年代不详，下同。

⑤ 仙经：道教典籍，已亡佚。成书于三国，左慈撰，为魏晋以前道教经籍的综录。

⑥ 荡：《普济方·婴孩门》作“当”。

⑦ 夹惊……翻胃：《普济方·婴孩门》亦有此言。

### 大惊后饮水久成不语

心主惊，惊后饮水则伤心，心气通于舌，舌本无力，故不语也。《百端经》① 曰：惊后饮水，久成不语，亦能成水痫癖。《宝鉴》云：小儿水痫癖者，因饮水而被惊而成也。

### 当风乳儿成嗽吐腹膨

仓公曰：小儿迎风饮乳，风冷入肺则令咳嗽。《宝鉴》云：风冷伤于乳，令儿成呕，气冷腹膨。又经云：形寒饮冷则伤肺②，肺伤则咳嗽。肺主气，气伤则腹胀。

### 当风饮水成雀目青盲

《素问》曰：风通气于肝，当风饮水则水停于肝，肝气通于目，故成青盲雀目也。《宝鉴》云：小儿饮水久停肝，翳障全无辨物难，夜里不明为雀目，青盲昼夕一般般。

### 夜露下乳儿多成呕吐

夜露下乳儿，阴气入咽，冷乳不散，多生呕逆。《宝鉴》云：天中而喂乳，饮逆在胸停，皆成呕逆患，工者细寻经。《修真诀》云：夜露食，不用食，其上有邪。

### 夜露下饮水多成泄泻

夜露下饮水则伤于脾胃，脾胃受湿则成泄泻。《素问》云：湿胜在内，攻于脾胃，脾胃受湿则水谷不分，水谷相和，故大肠传道而注泻也。

### 正食便乳或痞黄口臭

王氏云：正食便乳，令儿口臭，牙中血出。《通真子》云：乳食并餐，令儿面黄口臭，又能生痃癖③。巢氏云：饮乳食哺，不能无痃癖。

### 正汗便乳成心痞壮热

葛洪云：汗者，心之液。正汗便乳则伤其心，心伤则液散，液散

---

① 百端经：古道家医书，作者、年代不详。
② 形寒……伤肺：语见《难经·四十九难》。
③ 通真子……痃癖：语见《古今医统大全》卷八十八幼幼汇集（上）。

则皮肤苦燥，成心疳壮热①。钱氏云：疳面黄脸赤，身体壮热。《真诀》云：大汗脱衣，得偏风半身不遂。

### 食热面乳儿多成龟胸

《圣惠方》云：小儿龟胸，缘肺热胀满所生，又乳母恣食五辛热面，令儿龟胸也②。孙兆③云：母食五辛，令儿龟胸。徐氏④云：食热面乳儿，久必成龟胸。

### 食酸咸炙煿乳儿成渴

《圣惠方》云：乳母恣食五辛，多味酸咸，夜餐炙煿，心胸停滞，便即乳儿，致脏腑生热，热则烦躁，致令渴不止也。又云：儿食酱肉渴饮水，则成渴前痢。

### 母醉卧当风乳儿失音

《圣惠方》：乳母醉卧当风，乳儿令失音。《抱朴子》云：乳母饮酒过度，当风取凉，仰卧乳儿，风冷酒毒，气乱之乳，入于喉拚⑤之间，故令儿失音不语也。

### 母饱便乳儿身热喘急

孙氏云：乳母大饱，胸膈停滞，气息未调，便即乳儿，遂令身热喘急。扁鹊云：乳母大饱，便即乳儿，故令身热喘急也。《万全》云：醉饱伤劳，便乳儿⑥者，多成疳病。

### 饮水便乳积成痰惊风

《宝鉴》云：饮水并伤乳，为痰结在胸，令儿乳不下，吐泻与痢同。实则身多热，喃言入睡中，早须医治取，久则变惊风。《修真诀》

---

① 葛洪云……壮热：语见《古今医统大全》卷八十八幼幼汇集（上）。

② 圣惠方……龟胸也：语见《普济方·婴孩门》。

③ 孙兆：北宋医家。著有《伤寒方》《伤寒脉诀》，修订林亿、高保衡等校补的《黄帝内经素问》，名为《重广补注黄帝内经素问》。

④ 徐氏：疑为南北朝时北齐医学家徐之才。

⑤ 喉拚（yǎn 掩）：即喉部。

⑥ 乳儿：中藏本作“儿乳”。

云：渴饮过多，则成痰澼。

### 饮酒食肉乳成天吊

《圣惠方》云：乳母食饮无常，酒肉过度，烦毒气流入乳中，即便乳儿，心肺生热，热则毒既盛，风邪所伤，则令心神惊悸，眼目反胜，壮热不休，四肢抽①掣，故成天吊。

### 嗽后饮乳成惊喘痰噎

嗽者，肺也。嗽后饮乳，痰聚不散，气道不利，关隔不通，则成痰噎，即惊喘。姚氏②云：正喘乳儿，成痰嗽惊噎。

### 嗽后饮水成鼻䶊多涕

嗽主肺，肺气通于鼻，嗽后饮水，则伤于肺气，肺气受寒则鼻䶊多涕。《家宝》③ 云：清涕出，肺受寒。

### 悲喜未定便乳成涎嗽

孟氏④云：悲喜未定便乳儿者，涎嗽引风。高氏⑤：悲喜未定便乳，成涎嗽。又云：小儿悲喜未定便乳饮者，则伤肝心，风火交急，则化成痰，流滞于肺，而成痰嗽。

### 悲喜未定饮水成吐血

悲喜未定，气血不和，饮水则逆其气，气逆则胜血，血随气行，故令吐血。《宝鉴》云：血随气上奔心来，吐下如屠争忍视。《万全方》云：渴则饮水多停心下，故令喘嗽，甚则唾血。

### 儿啼未定便乳生瘿气

《圣惠方》云：儿啼未定，以乳乳之，令气不得消散，故结聚成

---

① 抽：中藏本原脱。

② 姚氏：不详，《外台》卷十三引姚氏方。

③ 家宝：疑是《卫生家宝产科备要》八卷。宋代朱端章撰，刊于1184年。

④ 孟氏：不详。

⑤ 高氏：不详。

瘿气也。孟氏云：儿啼未定，肺窍开便即乳儿，与气相逆，气结停积，多成瘰疬也。

儿啼未定饮水成胸高

孟氏云：儿啼未定，饮水则痰结，痰结则肺胀，肺胀则胸高。巢氏云：痰者，水饮停结胸膈之间，故结成痰也。又云：若为风冷所加，即气聚于肺，肺胀则令胸高气息。

拭浴未干乳儿生疮疥

《宝鉴》云：小儿癣是母于风中浴后，拭之未干，和水饮乳，及夏月汗出而不粉，生疮细星星者是也。《修真秘诀》曰：炊汤洗面无光彩，作甑生疮①。

拭浴未干饮水成头疼②

拭浴未干便饮水者，则内外伤冷，故令身热头疼。葛氏云：湿体饮水，则内外寒冷交攻，遂发头疼身热。《仙经》曰：炊汤洗浴则多成痹。

以上是小儿得病之源，不可不避。如禀受虚弱，犯之者必然成疾。壮实小儿，虽未即为得患，倘更犯之，必不能免。前者所述，非独裨于小儿，亦有补于大人，今人幸然无事，忽得病者，盖亦因此之类也。

## 乳令儿病者有十

喜乳涎喘生惊

孙兆云：令儿上气颠狂，亦令儿生痰喘急，或主惊。

怒乳疝气腹胀

《千金翼》云：怒乳令儿疝气。扁鹊云：女子则腹胀。

---

① 甑（zèng 憎）生疮：疮名。

② 疼：中藏本作“疮”。

### 寒乳奶片不化

《史记·华佗论》云：乳气寒虚冷，故令便青而啼。《千金翼》云：令儿咳嗽。

### 热乳面黄不食

《千金翼》云：令儿呕吐。张氏云：热乳伤损废气，令儿龟胸。

### 气乳吐泻腹胀

《宝鉴》云：令儿面黄白，乳减哺少，夜啼哯乳。

### 病乳能生诸疾

令儿黄瘦，骨蒸盗汗，嗞煎夜啼。孙氏云：病乳则致虚羸，及生诸疾。

### 壅乳吐逆生痰

《灵秘》云：壅乳成痰涎，涎壅生惊。《宝鉴》云：壅乳成奶癖，又吐逆生痰。

### 魃乳腹急脏冷

《宝鉴》云：腹急而泻，胸背皆热，夜啼肌瘦，一如积块。

### 醉乳恍惚多惊

《千金翼》云：令小儿热，腹急痛。扁鹊云：醉淫情乱乳儿，恍惚多惊。

### 淫乳必发惊痫

《宝鉴》云：乳母淫佚情乱乳儿，令吐泻身热，啼叫如惊，不治。

以上乳急欲乳儿，能生诸病，不可不忌也。凡喜怒躁乱未定乳儿，则成吐泻腹痛，疳黄不食；寒热壅积不散乳儿，则成痰癖涎嗽，肺胀龟胸。醉淫喘乳，多发惊痫。《圣惠方》云：醉淫喘乳，能杀小儿。《圣济经》论：乳者，夏不欲热，热则致吐逆；冬不欲寒，寒则致咳痢；母不欲怒，怒则令上气癫狂；母不欲醉，醉则令身热腹满①。母方吐下而乳，则致虚羸；母有积热而乳，则变黄不能食；新房②而乳，则瘦悴交胫不能行。大抵乳食不便则生疾病③。

## **论小儿初生将护法**并脐风撮口等

小儿初生候，浴汤未备，且以绵絮裹抱怀中，不可令冒寒，预煎沸汤以瓶收之。临时旋暖，莫犯生水，令儿不生疥疮，如此一月为佳。间有新生，气欲绝，不能啼哭者，必是难产，或冒寒所致，亦以绵絮裹之，未可断脐带，将胞衣置炭火上烧之，仍点大油纸灯于脐带上遍燎之。盖带连儿脐，得火气入腹，更以热醋汤将洗脐带，须臾气回，啼哭如常，方可洗浴。凡小儿出腹，以绵缠指拭口中血秽，舌上青泥，恐其入腹，则生百病。即煎黄连浓汁，饮一二日，逐下胎粪，儿必少病，方可与乳。及浴洗断脐，令脐带长，仍呵之，始可棚裹其间。有初生大小便不通，腹胀欲死者，令妇人以温水漱口，吸咂儿前后心，并脐下、手足心共七处。凡三五次漱水吸咂，取之红赤为度，须臾自通。医书多云此证不治，若遇此法，可谓再生。间有初生一七内，忽患脐风撮口，百无一活。一法极验，有此患者，儿齿龈上下，当口中心有小泡如粟米，或如豆大，以温水蘸热帛裹指轻擦破，即口开安愈。夫田舍小儿生下，皆不知此法所养，绝无他证者，盖贵贱有异，禀受不同也。小儿始生，肌肉未成，不可暖衣，即令筋骨缓弱，宜见风日。若都不见风日，即令肌肤羸弱，便易损伤，皆以絮着衣内，勿令新绵。《圣济经》论：襁褓者，衣欲旧帛，绵欲故絮，非惟恶于新暖也，亦资父母之余气以致养焉。重衣温厚，帏帐周密，则减损之，苟为不然，伤皮肤，害血脉，疮疡发黄，是生多疾，皆不可不

---

① 乳者……腹满：语本《幼科类萃》。

② 新房：刚行房事。

③ 疾病：中藏本作“诸疾矣”。

察也。天气和暖，无风之时，令乳母抱儿，日中嬉戏，数见风日，即血凝气刚，肌肉硬密，堪耐风寒，以田舍较之，此说尤长。

若新生小儿有患脐疮湿者，烧绵帛为末，或蚵蚾①灰，或当归末傅之即差矣，失治则害人。

### 新生儿灸戒

愚尝戒之。有北方之人居于南方之地，凡新生小儿，多与之灸囟，其害非浅也。古书云河洛土地多寒，小儿生三日灸囟以防其惊，今之东南地土多温，新生牙儿无病不宜逆灸。《圣济经》：至前世之书，执小儿气盛之论者，不知阳中有阴，而专于吐利。执河北关中地寒之论者，不知南北之地异，而专于灸病。大抵察其地土寒实虚弱之故也。

### 论变蒸

夫变蒸者，以长气血也。变者，上气；蒸者，体热。变蒸有轻重。轻者②，体热虚惊，耳冷微汗，唇中白泡，状如珠子。重者，寒热脉乱，腹痛啼叫，不能乳食，辄吐哯。其轻者三日，重者五日。巢氏曰：先变五日，后蒸五日，为十日之中，热乃除。古法以黑散子、紫丸子主之，其有不热不惊，或无证候，暗变者多矣，盖受胎气壮实故也。自生之后，三十二日为一变传肝，六十四日二变胆，九十六日三变传心，一百二十八日四变传小肠，一百六十日五变传脾，一百九十二日六变传胃，二百二十四日七变传肺，二百五十六日八变传大肠，二百八十八日九变传肾，三百二十日十变传膀胱，积三百二十日小变蒸毕。每变

---

① 蚵蚾（kēbǒ 科博）：动物名，蟾蜍类的一种。

② 轻者：中藏本作“轻重者”。

蒸之后觉情性有异于常，后又六十四日大蒸后，更一百二十八日复蒸，积五百七十六日大小蒸毕乃成人，血脉骨肉皆坚牢也。

愚尝考钱氏与《宝鉴》论变蒸，互说差殊。钱氏云：一变肾，二变膀胱，三变心，四变小肠，五变肝，六变胆，七变肺，八变大肠，九变脾，十变胃，故称水数一，先变也。以愚观之，水数一属肾，父之精气也。肾生肝，乃子母相生，故当从子之初变属肝也。《宝鉴·八变蒸赋》云：初变肝属肝乃是，余者非，二变肺，三变心，四变脾，五变肾。二者所论，皆五行颠倒相生者，却逢相克，相克者又逢相生，理宜辨证。大抵阴阳造化五行，五脏相生者顺，相克者逆。其变蒸法是长养血、滋荣五脏相生之法，此理昭然。《圣济经》云：水、木、火、土、金为序者，以其相生，有母子之道也。水、火、金、木、土为序者，以其相克，有夫妇之义也。相生所以相继，相克所以相治。愚谓胎者，得水火既济，阴阳造化，受五行相治而成形，故始于肾气之初生也钱氏将肾初变，非。婴儿变蒸者，当血气改革，阴阳升降，从五脏相继而成人《宝鉴》云：三大蒸都记五百七十六日乃成人也，故始于肝经之初变也《宝鉴》肝为初变，是。肝者东方甲乙木为首孙真人云：新生曰牙儿。牙者，万物如荣。为牙，应东方，肝木为首。以此验之，初变明矣。凡小儿变蒸法者，合相生而传变矣。故证钱氏、《宝鉴》互说差殊之误，使后之学者不至疑惑也《素问》云：天地俱生，万物以荣。应者，肝木为首也。

**变蒸诗**计一十首

**第一变**三十二日。但是变蒸不拘处，上唇口有白珠子起是也。

唇中白泡起如珠，蒸变居常有自殊。
壮热来时还有退，儿经初变长肌肤。

第二变六十四日

二蒸哯乳或多嗔，寒热来潮嚏喷频。

毛发坚时生气血，过期七日有精神。

第三变九十六日

婴儿体热动心神，汗出虚惊又畏人。

蒸变有期增骨髓，时时反复学翻身。

第四变一百二十八日

四蒸才过体安康，乳食甘甜觉异常。

谷气暗增添意智，虽能学坐未能行。

第五变一百六十日

经络通流第五蒸，令时精志日时增。

形神未定多娇态，掌骨生而匍匐能。

第六变一百九十二日

精昏神倦色更移，或自嬉欢或自悲。

盖自阴阳当运合，滋荣气血正相宜。

第七变二百二十四日

七蒸憔悴昏儿目，情思恓惶爱①多哭。

近则五朝三日散，远过七日方平复。

第八变二百五十六日

八蒸惊哭要嗞煎，变易肌肤血气坚。

微得肠鸣更旧态，精神光悦得人怜。

第九变二百八十八日

九蒸筋骨始能全，气血攻冲不肯眠。

---

① 爱：中藏本作“受”。

变过自然生意智，肌肤润泽脸如莲。

第十变三百二十日

十蒸学语几般声，倚立停停①又怕惊。

扶步堪怜犹未稳，三焦通利畅心神。气实者，迎期②行；气虚者，期后行。

## 养小儿调护诗诀

养小须调护，看承莫纵持。乳多须损胃，食壅则伤脾。

衾厚非为益，衣单正所宜。无风频见日，寒暑顺天时。

## 变蒸方

### 黑散子

治小儿变蒸壮热，亦治伤风发热。

麻黄去节　杏仁去皮尖，各半两　川大黄一分，并炒，令黑色

上为细末，若一岁小儿用半钱，清水调下，良久汗出即效。

### 紫丸子

治小儿变蒸发热不解，并夹食伤寒，温汗后热不去，腹中有痰癖，哺乳不进，则吐哯食痫，先寒后热。

赤石脂　代赭各一两　巴豆三十五粒，去油　杏仁五十粒，去皮尖

上为末，用烂饭杵得所为丸，如小豆大，一岁二丸米汤下，食前服，令小利，即瘥。《千金方》云：紫丸子无所不治，虽下不虚人。

## 论胎风

夫胎风者，由在胎之时，脏腑未具，神气未全，母动静不

---

① 停停：待会儿。

② 期：周岁。

常，遇酒房劳；或忧愁思虑，叫唤声高；或自闻大声，伤动心神；又因将养失宜，触冒寒暑，腠理开泄，风邪所伤，入于胞中。儿生之后，邪气在脏，宣通或包裹失度，冷触脐带，风伤四肢。若乳哺不调，令儿吐岘，时复面青；或痰实壅积，则生壮热，时复面红，二①者不已，致令拘急，惊卧不安，手足动摇，身反强直，乍静乍动，此即胎痫也。

驱风膏、琥珀散、大青膏、黑龙膏、太乙散方并在第六条下。





**论便青诸证治**

夫大便青，脏冷也。或初出微黄，良久则青者，亦然也。《灵秘》云：泻下如蓝淀，胎中受积惊。盖心受惊，心主惊，心惊则胆怯。胆者，与肝为表里也。胆怯则肝冷，肝传脾，脾受邪，故大便初出微黄，脾之本色，良久复青，肝之本色也。肝热则外发目赤，肝冷则内作便青。又有不因惊而得此证者，盖禀胎气怯弱，内受风寒故也。有便青夹白脓稠黏如涎者，亦是肠寒，久则令儿面白形青，腹痛惊啼，失治则变阴痫也。

神宝丹、安神膏并第六卷、乳沉丸、蓬仙丸。

**分十啼痛**

有惊啼、夜啼、躽啼、盘肠气吊啼、惊风内吊啼、胎寒胃冷啼、胎热伏心啼、心腹刺痛啼、刺痛啼、乳食作痛啼，十者大同而小异也。

论②惊啼一

夫惊啼有阴阳二证，亦有半阴半阳证。阴则身体温凉，大

① 二：中藏本作“红”。
② 论：原脱，据文例补。

便青绿，时复惊啼；阳则身体发热，精神不定，睡中惊啼。良由风冷乘之，荣卫不调。又有凉，大便赤黄而啼者；身热，大便青白啼者，是半阴半阳之证也。

阴：安神膏、神宝膏。

阳：宁眠膏、大青膏。

半阴半阳：苏香丸、琥珀散。

初生婴儿夜啼，多不服药，但礼神作㶇禳[①]，或书大苍[②]于客堂壁上，误小儿疾为甚多。设有安者，必多瘦弱，便利青沫，向后多病况，儿腹中有痛，即令啼叫也。

论夜啼二

夫夜啼有阴阳两证。阴者，脏冷也，夜则阴盛，与冷相搏，冷与脏气交击，故作痛而啼。阳者脏热，夜则阳衰，与热相搏，热与脏气交击，故作痛而啼。又有冷热之气与胎毒攻冲，亦令夜啼也。王氏云：孩儿夜啼者，非是神鬼为祟。盖因胎热伏心，阴则为阳相刑，热则与阳相搏，腹中躁闷，是以为惊啼也。《水镜论》[③]云：天苍苍，地黄黄，小儿夜啼疏客堂。心是神之舍，亦呼为客堂。疏者，转泻也。

论躯啼三

夫躯啼有阴阳两证。阴者，由母妊娠之时，将养失度，取凉饮冷，不避风寒，冷气入胞，伤儿脏腑，儿生之后，胎寒腹内与正气相搏，令儿腹痛仰蹙而啼[④]。其证面白，印堂黑，大

---

① 㶇禳（yǎnrǎng 演嚷）：祈祷消除灾殃。

② 大苍：指书写醒目有力。

③ 水镜论：古代儿科医著，已佚。

④ 仰蹙（cù 促）而啼：指情绪激动的哭叫。仰：古同“昂”；蹙：不安。

便青色是也。阳者，亦母妊娠之时，酒食热物，衣厚，火烘焙食服，热气入胞，伤儿脏腑。儿生之后，胎气腹内与正气相搏，令儿腹痛，軀身而啼。其证面赤，印堂青，大便黄色是也。又有婴儿出腹，口中胎秽，拭除不尽，咽下血秽，停留腑脏，亦令軀啼也。

论盘肠气吊啼四

夫盘肠气吊啼者，每发时腹内如蛇盘之状，漉漉有声。由乳母妊娠之时，忧愁思虑，劳役心气，蕴结不散，触入胎中，致生之后，胎气怯弱，被正气相搏，令儿作痛。其有阴阳二证：阴则曲身而啼，大便青沫；阳则軀体而叫，大便青。是二者皆干啼无泪，大便气泄。如两证交互者，是半阴半阳也。

论惊风内吊啼五

夫惊风内吊啼者，阴阳两证。阴者起于吐哯之后，胃气虚弱，精神昏愦，嗞哐不宁，或不乳，项硬反张，手足瘛疭，内吊啼叫也。阳者起于身体发热，惊悸大哭，精神伤动，恍惚不宁，或睡或不睡，涎鸣气粗，手足潮搐，惊吊啼叫也。

论胎寒胃冷啼六

夫胎寒胃冷啼者，由母妊娠之时，寒温失理，动止乖违，取凉饮冷，冷之气停滞，触入胎中，致生之后，冷伏脾胃，令儿咳噎，风邪暴伤，令儿吐哯，面白形青，时时啼叫，是胎寒胃冷故也。

论胎热伏心啼七

夫胎热伏心啼者，由母娠之时，恣食辛酸，多味炙煿，厚衣焙服，热气熏蒸，触入胎中，致生之后，热伏于经，令儿恍惚，风邪暴伤，令儿惊啼，面赤唇红，时时啼叫，是胎热伏心故也。

论心腹痛啼八

夫卒然心腹刺痛啼叫，闷欲绝死者，盖小儿气血软弱，精神不定，忽伤贼风，遭邪气，中客忤，皆虚而得之。其证面易五色，眼睛下视，似惊痫是也。无问大小，若阴阳顺理，荣卫和平，神守内坚，邪不干正，无诸暴疾也。或肠胃夹冷，暴为寒邪所折，邪气分争，攻冲上下，亦令心腹刺痛而啼也。

论邪干心痛啼九

夫邪干心痛啼者，本非起于心，即邪气客于心主之脉。少阴者，君火心也，是五脏之主，精神之舍。心气实，则邪不干正；心气虚，则邪伤于心。伤于心则神去，神去则死矣。经曰：真心痛，旦发夕死，夕发旦死。凡诸邪在心者，止在心包脉络，是心之别脉也。盖小儿禀受虚怯，厥气上逆，痞而不散，故发心痛啼也。

论乳食作痛啼十

夫乳食作痛啼者，因儿饮乳，乳壅不散，伤动脾胃，气弱不能消化，滞乳停留，与正气交击，故成阵作痛而啼也。

**啼痛诸方**

治诸啼痛法，如阳痛，服对证药不退者，可以与珍珠丸利之，再与对证药治之。阴痛服对证不退亦可利之，再与对证药治之立效，盖有积也。

**钩藤膏**

治小儿内吊夜啼，軀身叫哭，唇面青冷。

乳香用灯心研末　五灵脂　没药　当归　麝香一字①

① 一字：中药剂量，用唐“开元通宝”钱币抄取药末，填去一字之量，即一钱匕的四分之一量。

上为末，炼蜜丸如豌豆大，百日内儿一丸，煎钩藤汤下，饥服。一方以灯花三两颗，乳香汤化下。一方烧蛤粉入坯子，麝香钩藤汤下。

**木香膏**

治小儿盘肠吊，腹痛叫哭。

乳香　木香　没药　姜黄　木鳖子

上为末，炼蜜丸，如豌豆大，钩藤汤化下。

**乳治膏**

治小儿盘肠气吊，軀身啼叫，面红青黑不定，大便青，白奶片不化。

附子炮，二钱　乳香　当归各一钱　麝香　沉香各一字

上为末，酒煮糊为丸，如小豆大，三岁二丸，煎钩藤汤下，或米饮，食前服，大小加减用之。

**乳附丸**

治小儿肠寒胃冷，便青，夹白脓，心腹疼痛，泄泻，虚气腹痛，啼叫有汗出。

附子炮，去皮　乳香　吴茱萸　当归各等分　桂心干姜炮　诃子炮，去核

上为末，酒糊为丸，如小豆大，月内儿一丸，钩藤汤下，或米饮食前，大小加减用之。

**蓬仙丸**

治小儿心腹刺痛，軀身啼哭，肠冷便青。

桂心去皮　乳香　蓬莪术炮，各一钱

上为末，酒煮糊为丸，如小豆大，一岁三丸，钩藤汤下，饥服。

**参香丸**

治小儿心腹痛，并肠冷便青，腹急痛。

乳香　木香　石菖蒲　人参　良姜炒，各等分

上为末，酒糊丸，如小豆大，一岁五丸，米汤送下。

**沉香饮**

治小儿惊气入腹，内吊壮热，疼，并胎气怯弱，冷气伤脾，腹躯啼叫，状若鬼祟，腹胀面青。

沉香　木香炮　当归去芦　白术　甘草炙　肉桂去皮　枳壳麸炒，去白　五味子　赤芍药以上各等分

上㕮咀，半岁儿抄半钱，水酒各和二药注①半，煎一注半，去滓，饥服，大小加减用之。

**双效散**

治小儿夜啼腹痛，夜冷，面青，手冷，不咂乳。

当归去芦　白芍药　人参各二钱五分　桔梗　甘草炙　陈皮各分半　官桂去皮，一钱

上㕮咀，百晬②儿抄半小钱，水二药注，煎至一注半，去滓，饥服。又有热亦啼，其证夜热面赤，唇焦小便白黄赤，三黄丸，人参汤送下。

**红轮散**

治小儿惊热夜啼，涎壅，心躁，并治中暑昏冒。

牙硝　寒水石煅，各三两　麝香半钱　脑子半钱　朱砂二两　甘草一两，炙

上为末，周岁儿一字，薄荷汤调下。

---

① 药注：即药壶。

② 晬（zuì 最）：一整天。

**蝉花散**

治小儿夜啼不止，状若鬼祟。

上以蝉壳下半截为末，初生抄一字，薄荷汤入，酒少许调下，或者不信，将上半截为末依前汤调下，复啼如初。古人立法莫知其妙。

**苏香丸**

治小儿心腹刺痛，啼哭不止，或中邪气，或冲客忤，或惊气入腹，或夜吊痛，面色不定，常服与少许，辟邪气瘟疾，除痫霍乱。

白术　沉香　香附子　诃子炮，去核　木香　檀香　荜澄茄　丁香　犀角各一两　麝香半两　苏合香酒熬成膏　乳香各一钱　朱砂一两　脑子半两　安息香酒熬膏　人参各一两

上为末，同苏合香、安息香膏入炼蜜一处，和为丸，如鸡头子大，半岁分作七服，人参汤化下，饥服。

**论虫痛**

夫虫痛者，由儿三岁之后，甘肥不节，生冷过度，或食生栗、炙肉、鱼生，皆致生虫。其虫因脏腑虚弱而动，或食甘肥而动，或胃冷而动，或胃热而动，动则往来上下，腹痛攻心，疼叫哭，仰身挥手，心神闷乱，吐涎吐沫，或吐清水，饮食不成，肌肤沉沉默默，其虫不疗，伤心害人。《保生》①云：蛔虫，九虫之数，人腹中皆有之，小儿失乳而哺早，或食甜过多，胃虚虫动，令儿腹动恶心，口吐清水，腹上青筋，是其证也。

巢氏云：蛔虫，九虫之内一虫也，长一尺，亦有长五六寸者，或

---

① 保生：疑为《重广保生信效方》，北宋医家阎孝忠撰，一卷，已佚。《卫生总微》卷五引录过《保生》。

因脏腑虚弱而动，或食甘肥而动，其动则腹中痛，发作种聚，行来上下，痛有休止，亦攻心痛，口多吐涎及清水，贯伤心者死。凡小儿有虫，火煨使君子与食，以谷煎汤送下，甚妙。人多于临卧服，又无月①分，多不效。唯于月初四、初五间，五更服之，至日午前，虫尽下，乃以和胃汤温平药一二服调理，或有虫痛发作似痫，但目不斜，手不搐，唯尽心痛也。

### 虫痛诸方

#### 遣虫丸

治小儿虫动腹痛啼叫，口吐涎沫。

定粉　槟榔　鹤虱炒，各等分　芜荑去皮　雷丸

上为末，煎苦楝根汤，煮糊为丸，如小豆大，每服三十丸，煎使君子汤送下，食前。《千金方》云：攻虫下部，烧蚊烟熏之。

#### 化虫丸

治小儿虫咬心痛，来去不定，不思乳食。

鹤虱炒　槟榔　胡粉　苦楝子根各半钱　白矾三钱，半生，半火煅

上为末，白糊为丸，如小豆大，三岁三十丸，温浆水入油三五滴吞下，食前。如有小虫，皆化为水，大虫自下。月初服之甚妙。

#### 安虫散

治小儿虫咬心痛不可忍者。

干漆炒，三分　雄黄半两　麝香炒，一分

上为末，三岁半钱，煎苦楝根汤调下。

① 月：日藏本作“日”。

**安虫丸**

治小儿虫咬心痛，因上焦、中焦虚冷，胃寒所作。

干漆三分，炒　雄黄一分　巴豆霜一钱

上为末，白糊丸小豆大，三岁三十丸，石榴根煎汤送下，食前服。

**芜荑散**

治小儿虫咬心痛，面青唇紫，口吐涎沫，可食。

白芜荑去皮　干漆炒，各一分

上为末，三岁半钱，米汤调下，发时服。

# 卷第四

## 论霍乱

夫霍乱，因夏月触冒暑毒，或不避风冷，迎风乳食，使阴阳二气相干，气乱于肠胃之间，则为霍乱吐利，发热头疼，心躁多渴，小便微赤，大便黄沫，久则清水，肠虚也。

巢氏云：凡小儿霍乱，须暂断乳。

**中暑霍乱诸方**

**五苓散　白虎汤**方并见第十一条。

**香薷散**

治小儿阴阳不顺，清浊相干，并霍乱吐泻，体热烦躁，昏冒多渴。

厚朴去皮，制　黄连两味，与姜汁杵，炒作紫色　香薷各三两

上为粗末，三岁一钱，水半盏，酒少许，煎三分，去滓，水中顿冷服。

又方，用白扁豆煎等分。

**黄龙丸**

治小儿中暑吐泻，冒闷烦渴，昏迷，身热有痰。

半夏四两，米醋半升煮干　白茯苓　甘草各一两

上为末，生姜汁煮糊为丸，如小豆大，三岁三十丸，生姜灯心汤送下。

**杏仁丸**

治小儿中暑吐泻，烦渴，肚疼。亦治痢。

川干姜一两，炮　杏仁二两半，沙炒　柳桂去皮，生，一两二钱

甘草三两，炒

上为末，先研杏仁为粉，白糊为丸，小豆大，三岁三十丸，煎灯心汤下。本大顺散方，因改为丸子，服之甚妙。亦可炼为膏，冷水化下，饥服。一方车前子为末，米蜜汤调下，治水泻甚妙。

**甘露饮**

治小儿中暑昏迷，烦渴不止，心躁，体热头疼，或伏热吐泻。亦治伤风体热，烦渴嗞煎。

石膏　寒水石各二两　甘草三钱

上为末，三岁半钱，灯心汤调下，暑热冷水送下。

**救生丹**

治小儿心膈伏热生涎，霍乱躁闷，身热吐逆。

大戟一钱五分　轻粉三字　乳香　丁香各半钱　龙脑一字　粉霜三字　水银　黄蜡各二钱　黑铅一钱一字，与水银结砂

上为末，镕为丸，如小豆大，一岁一丸，木瓜甘草汤下，饥服。

**阴阳丸**

治小儿伏热吐泻，并诸般吐逆不定。

硫黄二两　水银一钱

上同研无星，如黑煤色，生姜汁煮糊为丸，如小豆大，三岁三丸，冷水送下，食前服。

**羌活丸**

治小儿伏热，吐泻不定，渴，肚疼。

羌活　独活　人参　防风　肉桂去皮，不见火　白茯苓　全蝎以上各一分　硫黄三钱　水银一分，同硫黄研无星

上为末，炼蜜丸，如鸡头子大，三岁一丸，薄荷汤化下，食前服。

### 平胃膏

治小儿伏热，吐泻烦渴，腹疼肢冷。

水银　硫黄各一钱，同研黑　诃子炮，去核　肉桂去皮　肉豆蔻炮　草豆蔻去皮　附子炮，去脐皮尖，以上各一钱

上为末，炼蜜为丸，如鸡头大，三岁一丸，米汤化下，食前服。

### 桑叶膏

水银　硫黄各一钱，同研黑　丁香　槐花蜜炒　藿香叶　蜡茶各一钱　滑石三钱

上为末，炼蜜为丸，如鸡头大，三岁儿一丸，煎桑叶汤化下，食前服。

## 论干霍乱

夫干霍乱者，由脾胃气实，阳①气内积，阴气外伤，邪热之气，搏于脾胃，稽留不散，伤动阳经，遂致精神昏乱，则血脉不匀，易受风冷，卒被所感，便即心痛烦满，气粗，腹大如鼓，涎壅咽干，因真气虚而邪气胜。邪气既盛，与卫气并行，其所以不吐利也，盖脾胃充实，难于吐利。其证心神烦乱，恍惚多惊，故干霍乱也。

## 干霍乱诸方

### 立应散

治小儿干霍乱，不吐不泻，腹胀如鼓，心胸痰②壅。

盐二两　生姜二两

上件同炒令转色，三岁半钱，童子小便半盏，煎三分，去

---

① 阳：中藏本作“阴阳”。

② 痰：原作“疾”，据中藏本改。

滓，温服。

**保安丸**

治小儿干霍乱，不吐不泻，烦闷不知所为。

上以巴豆一枚，去心皮，分作十小丸，每服一丸，水研服之。常快利三五行，即以浆水粥补之。

**论吐泻**

夫吐泻，因伤风冷，或伤暑食，或儿啼未定，气息未调，以乳乳之，气逆于上，停滞胸膈，致令呕吐；气逆于下，则伤肠胃，致令泄泻。上下气逆，吐泻俱作。凡小儿只吐不泻者逆，其吐必有痰，发惊者十无一生。若只泻不吐，或吐泻俱发者，日久不退，亦变阴痫。治之当断其乳，轻者周时①，重者三日，频与稀粥，服药速效，十全八九。或者不信，是言称小儿乳奶为本，虑其嗞煎，不肯暂断，然乳固不可断也，殊不知因乳所伤，致令此病，若以所伤乳乳之，如抱薪救火，药何功之有？所谓断乳者，盖谓是也，不然则难以安全。其间有不断乳，服药得安者，盖轻患也，亦有因轻致重，夭横者多矣。

凡小儿初吐发惊者，尚未救治，以玉散子、青金丹。不退，珍珠丸急下之，次与神宝丹。若唇红焦者，琥珀散。盖内热故也，不退必死。《灵秘方》② 云：吐奶不止，大便不通，面黑气喘，必死不治。凡权③断乳，候吐泻定，捻去乳，少少与之，使不再作。凡吐泻服药，须要念饥，如吃药了，不得使吃物，吃乳则引吐再为害也。论中诸方在第五卷。凡小儿暑月吐泻，冷热轻重，各有治法，不可概用。如吐泻，身热烦渴，心躁，大便黄沫，小便赤少，暑泻也，黄龙丸、甘露

---

① 周时：指一昼夜。

② 灵秘方：所指不详。

③ 权：衡量；考虑。

散、白虎汤、香薷汤、五苓散、杏仁丸。有伤食者，必吐泻酸臭，妙丸子下之，次益黄散。二者不退，如小便通利，大便白色，肠鸣吐泻，多渴少食，附香丸、参术散、术附膏、半硫丸、神宝丹防惊。其间有粪白腥臭油腻，便成疳泻者。十四条下疳泻方参照用之，第二十二条亦有治法，如大泻者第十五条兼而用之，第十九条、二十条脾脏亦有治法。

## 吐泻诸方

### 千金丸

治小儿吐泻腹痛，不思食，反伤食酸馊气。

神曲　麦蘖[①]并炒，各一两　乌梅肉　干姜炮　缩砂去皮，各半两

上为末，白糊为丸，小豆大，三岁三十丸，米饮送下，食前。

### 消食丸

治小儿吐泻伤食，腹痛可食。亦治泻痢。

丁香皮　缩砂　甘草　甘松　蓬术　益智各一两　香附子二两

一方加神曲、麦蘖。

上为末，糊为丸，如小豆大，三岁三十丸，米汤送下。

### 和胃丸

治小儿吐泻有痰，不思饮食，困顿欲生风。

丁香　藿香叶　蝎尾一钱　白术切，焙　半夏炮七次，各一两

上为末，姜汁糊为丸，小豆大，三岁三十丸，生姜汤送下，饥服。

---

① 麦蘖（niè 聂）：麦芽之别名。

**感应丸**

治小儿脾虚，累有暴伤，粪白腥臭，水谷不分，腹疼急，进退不定。

百草霜二钱　杏仁七个，去皮尖　丁香七粒　肉豆蔻二个　木香一块如枣大　巴豆七粒，去心，不去油　腊如枣大，煮酒中，败腊佳，如无酒，煮三十沸

上为末，酒腊捣二三千下成剂，入磁器瓮中，每服三岁儿五丸，小豆大，干姜汤下，食前服药。不损气，亦不吐泻，只磨积滞。

**妙丸子**

治小儿吐泻并伤食腹疼，不吃乳食，此药定吐最妙，吐哯小儿一二丸立效。

丁香　藿香叶　木香　白茯苓　官桂去皮　青礞石　代赭石各一钱　巴豆二十七粒，大者去皮心膜，纸上压去油

上为末，酒糊为丸，如芥子大，一岁儿二丸，姜汤送下，或藿香汤下，食前。吃药了，不得便吃物。但是吐逆，小儿须权住奶①，立效，恐乳多再吐。如伤食泻，与五七丸，利下，食，次与益中膏。

**益中膏**

治小儿吐泻，脾虚，全不食，腹胀肚疼，困倦。

丁香二钱　缩砂一钱　诃子炮，去核　甘草半两，炒　青橘皮半两，炒　陈皮一两，炒　肉豆蔻二钱，炮

上为末，炼蜜为丸，如鸡头子大，三岁儿一丸，白汤磨下，饥服。不思食，大便米谷不化夜起者，连进三服，立效。

---

① 住奶：停奶。

### 益黄散

治小儿吐泻，脾虚不食，米谷不化，困倦少力，滑肠夜起，并疳虚盗汗。并治涎涶①流，颌下常湿，名滞颐。

陈皮去白，一两　丁香一钱　诃子炮，去核　青皮　甘草炒，各半两

上为末，三岁一钱半，水半盏，煎三分，去渣，食前服。

### 使君丸

治小儿脏腑虚滑及疳瘦下痢，腹胁胀满，可思乳食，常服化虫补胃，消疳肥肌等疾。

厚朴半两，去皮，姜汁浸炒　使君子炮，去皮，一两　甘草炙，半两　陈皮去白，一钱　诃子半两，半生半煨，去核

上为末，炼蜜为丸，如鸡头子大，二岁儿一丸，米汤化下，如热泻加青黛半两。

### 沉香散

治小儿吐泻，不思乳食，腹满。

沉香　丁香各半两　木香　藿香叶　甘草炒　缩砂仁各一两

上为末，三岁儿半钱，紫苏木瓜汤调下，食前服。

### 术附膏

治小儿吐泻不定，气粗烦渴，眼慢困顿，肚疼不食，口臭气冷，诸药无效者，服之立效。

附子大者一个，炮去皮脐，姜汁浸，夏三日，春秋五日，冬七日，焙干，微炒黄色，半两　白术　诃子炮，去核　甘草炙，各二钱半

上为末，炼蜜为丸，如鸡头子大，三岁一丸，水半盏，煎三分，暑月冷服，食前；春、秋、冬温服。危者，连进三服，取效如神。小可吐泻，一服立定，须是首尾住奶，方有验。

---

① 涶（tuò 唾）：同“唾”，唾沫。

**独附散**

治小儿吐泻气脱，四肢冷，肚疼，眼慢。

附子一个，炮，去皮脐

为末，三岁儿一小钱，水半盏，姜汁一蚬壳，枣子大半枚，煎三分，以下水中顿冷，饥服。

**白龙丸**

治小儿吐泻不定，滑泄注水，小便少。

附子炮，半两　白石脂煅　白龙骨煨，各一分

上为末，白糊丸，小豆大，三岁三十丸，米饮下，食前服。

一方，加白矾火煅一分，除白石脂加滑石。

**附香丸**

治小儿吐泻久不退，肠鸣肚疼，腹急气粗。

附子炮，去皮　木香炮，各等分

上为末，白糊丸，如小豆大，三岁二十丸，米汤下，食前服。

一方，附子、白茯苓等分糊为丸，治用一同。

**附苓丸**

治小儿溏泄，小便不利。

附子炮，去皮，半两　白茯苓　泽泻　滑石各三钱

上为末，白糊为丸如小豆大，三岁儿二十丸，灯心汤下。

**香肉丸**

治小儿吐泻不定。此药治咳噫，入口便定。

木香　肉豆蔻各等分，并面裹煨，面焦为度

上为末，糊为丸如小豆大，白汤下，为末，白水煎亦可，咳噫热服。

**双黄丸**

治小儿泄泻注水，肠鸣肚疼。

黄连炒　硫黄等分

上为末，白糊丸小豆大，三岁十丸，米汤下，食前服。

**半硫丸**

治小儿泄注下或手足冷者。亦治咳嗽。

半夏汤泡七次　硫黄二味各一两，一方加蝎、白附各半两

上为末，姜汁糊为丸小豆大，三岁三十丸，米汤送下。

**金液丹**

治小儿吐泻危困，四肢逆冷，口鼻气冷，肚疼气急，乳药不进，但多灌之，往往死中得生。

硫黄十两，好者入罐子至七分，莫满　水鉴草两把，节似花田草，一名水草　石龙芮两握，又名狗啼草　黄土同捣为泥，共用新益母草泥捣亦得

上固济①药罐子均厚半寸，置平地以瓦覆罐子口，四面炭五斤拥定，以熟火一斤自上燃之，候药罐子九分赤，口缝有碧焰，急退火，以润灰三斗覆至冷。剖罐子取药，削去沉底滓浊，准前覆再通五煅为足药，如热鸡卵气，取出罐子，埋润地一夜。又却以水煮半日取药，柳木槌研，频滴水，候扬之无滓，更研令干。每药一两，以蒸饼一两浸，捻干同杵，如小豆大，三岁三十丸，米饮下，食前。危困连进十服方验。或为末，多灌之尤妙。

**川椒丸**

治小儿夏月伤湿冷，入肠胃，泄泻不止。

川椒一两，去目，用双者连枝炒　肉豆蔻半两，炮

上为末，粳米饭为丸小豆大，三岁三十丸，米饮下，食前服。

**玉散子**

治小儿只吐不泻，腹中疼，第六条如圣膏、青金丹亦治之。

---

① 固济：黏结。

上以烂寒水石火煅为末，三岁儿半钱，姜汤调下。

**定生丸**

治小儿吐逆不定，久必生风，化痰和胃热。

半夏一两　胡椒半两，同炒　蝎尾半钱　干姜二钱

上为末，姜汁糊为丸，如小豆大，三岁三十丸，姜汤下，食前服之。

**人参汤**

治小儿吐泻，脾虚困倦，不思饮食，腹痛。

人参　诃子炮，去核　木香　肉豆蔻　丁香　藿香　缩砂　甘草炙，各一钱

上为末，炼蜜为丸如鸡头大，三岁一丸，白汤下，食前。

**罂房散**

治小儿久新吐泻，不思乳食，或成白痢。

罂粟壳炒，一两　陈皮炒，一两　诃子一分，炮，去核　缩砂　木香炮，各二钱　甘草炙，三钱

上为末，三岁半钱，米饮调下，食前服。

**参术散**

治小儿吐泻，亡失津液，烦渴心躁，可食，多服尤妙。

人参　白术　白茯苓　山药　白扁豆炒　干葛　藿香　丁香　甘草　诃子炮，去核，各一分

上为末，三岁一钱，水半盏，生姜二片，煎三分，食前服。如渴者，速进三五服，妙。

**四君子汤**

治小儿吐泻，气虚烦渴。此药主津液，养五脏，但多与服之尤妙。

人参　白术　茯苓　甘草炒，各一钱

上为末，三岁一钱，水半盏煎至三分，食前服。

**醒脾散**

治小儿吐泻，脾虚多困，不思乳食，欲生风候，消风散最治吐泻生风多困。

人参　白茯苓　白术　山药　白扁豆　白附子　白僵蚕　藿香　甘草　升麻　酸枣仁以上各等分

上为末，三岁一钱，冬瓜子三七粒，水半盏，煎三分，去滓。

**厚朴膏**

治小儿吐泻，不思食。

厚朴制　诃子炮，去核　肉豆蔻炮　当归各半两　甘草炙，一分

上为末，炼蜜为丸，如鸡头大，三岁儿一丸，白汤送下，食前服之

# 卷第五

## 证钱氏论慢惊是非

钱氏论慢惊，因病后，或吐泻，脾胃虚损，遍身冷，口鼻气出亦冷，手足瘛疭，昏睡露睛，此无阳也，瓜蒌汤主之。

钱氏云：无阳何用瓜蒌汤？内用瓜蒌根、白甘遂。按《本草》瓜蒌根，味苦寒，无毒，主心渴身热。甘遂，味苦甘，大寒，有毒，主腹满，面目浮肿，留饮宿食。

又云：急惊合凉泻，慢惊合温补。

钱氏云：急惊凉补，慢惊温补，何用瓜蒌汤寒毒之药？又无温补为佐，首尾亦无补助，兼主对不亲，如此治之，怪也。经云：实实虚虚，损不足，益有余。如此死者①，医杀之也。慢惊虚病，寒毒之药，甚虚人，正合《难经》虚虚之论，乃钱氏之非也。愚尝治此病以神宝丹、宽筋汤治之，多愈。

### 钱氏方诀

议论优长，甚为可取，其间如治慢惊法，用瓜蒌汤，"阴痫坏病篇"内亦用此方，钱岂不知瓜蒌汤为害也？观其智识，必不如是。倘或有此说，但取其所长，略其所短，庶几有误后人也。譬之，权衡虽正，不能无毫厘之差；钧石虽平，不能无抄撮之过②。是以智者千虑，必有一失。

---

① 如此死者：原作"如此者"，据《难经·十二难》改。

② 权衡……之过：语出北齐刘昼《新论·从化》。权衡，称量物体的工具，即秤。权，秤锤。衡，秤杆。钧石，古代重量单位，三十斤为钧，四钧为石。抄撮，比喻极细微。

### 补钱氏论吐泻

钱氏论小儿伤于风冷病吐泻，医谓脾虚以温补之，不已；复用凉药治之，又不已。谓本伤风，医乱攻之，因脾气积虚，内不能散，外不能解，至十余日，其证多睡露睛，身温，风在脾胃，故大便不聚而为泻。当去脾间风，风退则利止，宣风散主之，后使君丸补其胃。

钱氏用宣风散去脾风，使君丸补胃，虽用有理，其治未周。愚尝治此病，先以益黄散三服，补令脾胃气实，盖宣风散用牵牛、槟榔等利药。先补脾，次与宣风散去脾风，后神宝丹、使君丸治之，此法多愈。语人也？钱经用宣风，其理若何？答曰：失多矣。愚所以先用益黄散者，譬曰：彭祖观井①，自系大木，仍以车轮覆其上，然后敢观之，为防其虚而无失也。

### 分阴阳痫证

吐虚者曰慢惊风，泻虚者曰慢脾风。吐泻虚者曰阴痫，壮热惊搐曰阳痫。慢惊风眼偏喜开，慢脾风眼偏喜闭。阴痫眼半开半闭，阳痫眼半鲜半青。急惊风十生一死，慢惊风十死一生。

### 论急惊曰阳痫

夫急惊虽曰阳，实因三种而得。三种，风、惊、食是也。

### 论风痫之因

风痫者，因将养失度，血气不和，或厚衣汗出，腠理开舒，风邪入为之，曰风痫。其病在肝，肝主风，验其证，目青、面红、发搐是也。

---

① 彭祖观井：比喻遇事谨慎小心。

驱风膏、大青膏、琥珀散、镇惊药，有热四顺饮，退后与利惊丸下涎。

### 论惊痫之因

夫惊痫者，因血气盛实，脏腑生热，或惊怖大啼，精神伤动，外邪所入为之者，曰惊痫。其病在心，心主惊，验其证，忽然叫声发搐是也。

琥珀散、红龙散、镇心丸，有热四顺饮、利惊丸下之，不生别病也。

### 论食痫之因

食痫者，因乳食过多，伤动脾胃，或食停中脘，内生痰热，气逆上冲为之者，曰食痫。其病在脾，脾之纳食，验其证，嗳吐气，即发搐是也。

此病或大便酸臭，紫丸下之，后以惊药。其食痫遇伤饱复作，宜下之。

以上三证大同小异，并属阳也。各目睛鲜斜，手足潮搐，或作猪声，发过即差，皆十死一生也。所以阳痫，眼半鲜半青者，是肝有风热。《飞仙论》云：目鲜则肝有风。钱氏云：目青者，肝有热。大抵阳痫欲发，先眼目青鲜，其间有因惊食交互，致热盛生风。风属于肝，肝有风，则旺于心火，火盛则镕动肺金，生痰壅，或闻大声，或大惊而发搐者；有热极，虽不闻声及惊亦自发搐，盖风热盛故也。

### 论慢惊曰阴痫

夫慢惊虽曰阴痫，实因三种而得。三种者，或只吐，或只泻，或吐泻俱发，亦因风、惊、食所作是也。

### 论慢惊之因

慢惊者，因久吐而胃气先虚，胃与肺母子也，虚亦令子衰，二经虚则生黏痰者，脾胃所出也。痰则凝滞在于咽喉，如牵锯之声，时复瘛疭是也。所以慢惊风眼偏喜开者，胃虚生风。《通真子》云：风能动能开。

### 论慢脾之因

慢脾久泻，而脾气先虚，脾与肺子母也，母虚亦令子衰。二俱虚则生顽涎，顽涎者，脾肺所出也。涎则溢流在于咽喉，如水鸡之声，时复瘛疭是也。所论慢脾之风眼偏喜闭者，惊气入脾。《通真子》云：气能静能闭。

### 论阴痫之因

阴痫者，吐泻之久，脾胃俱虚，脾与胃表里也。二经俱虚则生痰，顽涎相缠如胶，塞于咽喉，故声鸣而喘，时复手足颤摇，或如角弓之反张是也。所以阴痫眼半开半闭者，是风气并行脾胃。《飞仙论》云：阴痫眼似睡不睡。王氏云：惊风眼半开半合。

以上三证，似同而异，并属阴也。各目睛昏晕，背脊强直，或作鸦声，发频难瘥，皆十死一生也。凡慢惊有汗多死。仲景云：阴不得有汗①。盖阴证无汗，有汗也无阳。古人说慢惊，瘛疭是似搐，其间亦有慢惊如急搐者，是死期之速也。有嗽变惊者，第十二条有治法也。

### 论阴阳痫证

阎氏云：急慢惊，古人书无之，惟曰阴阳痫②。所谓急慢惊风者，后世名之，大抵治法，须判阴阳。阳痫急惊，阳动而

---

① 阴不得有汗：语见《伤寒发微》卷下。

② 急慢……阳痫：语见《幼幼新书》卷九。

速，身热脉浮，口中气热，大便实而小便赤，或食，或①不食，其病在腑而易治也。阴痫慢惊，阴静而缓，身凉脉沉，口中气冷，大便泻而小便青，或吐，或不吐，其病在脏故难治也。

### 论半阴半阳

身热脉浮，精神恍惚，或吐或泻，不思乳食，发搐即是半阴半阳合病。身凉脉浮，精神倦怠，不吐不泻，又能乳食，发搐者，亦是半阴半阳合病。正如伤寒半是表半是里之义也。





### 论慢惊急惊互变

阎氏云：治急慢惊风，古人多用一药，有性温性凉，不可泛用，宜审别之。钱氏云：急惊合凉泻，慢惊合温补，此是定法也。其间有急惊凉泻而不愈，变为慢惊；有慢惊温补而不愈，变为急惊，互相更变者多矣。所以古人撰一方一药治急慢惊，观前互变之证，其意有理，惜乎当时有失详注，如两证交互者，宜用通治急慢惊药。

### 论急惊变为慢惊之因

急惊变为慢惊者，因壮热，精神恍惚，忽发惊搐。医以吐下药过多，以凉惊药不愈，荏苒经日，脾虚不实，昏睡露睛，涎鸣气粗，肢冷肚疼，时作瘛疭，此急惊变作慢惊也。

张氏云：急惊不除，进退不定。荏苒经日，乍静乍发，呕吐痰涎，鸣气潮搐，为慢惊②。

### 论慢惊变为急惊之因

慢惊变为急惊者，因伤乳食，或泻或吐，时作瘛疭，医以

---

① 或：原脱，据文义补。

② 急惊……慢惊：语出《幼幼新书》卷九。

温热药太过，以暖惊药不愈，体热涎盛，面红目赤[1]，大便不通，小便赤涩，舌白唇红，忽发惊搐，此慢惊反成急惊也。钱氏云：慢惊多因性太温，及热药治之，有惊未退而别生热证者，有病愈而致热证者，有反为急惊者甚多。

以上二证互相更变者，盖小儿易虚易实也。

### 论阴阳痫差后复作证

阴痫差后，复发多死。设有安者，必须少神，眼目鲜斜，语言不正，或口有痰涎，流溢颐下，或手足偏废。阳痫差后，复作多涎。缘惊风有三种所作，忽发痫，荏苒失治，风涎流滞心包络间。或因惊而再发，或感风而发，或伤食而发。过如旧，或进退不定，潮作有时也。

古书论说猪痫、羊痫等类，皆因像立名，强为饰文，其实辨阴阳二证也。

### 论忽吐惊搐

凡身体壮热，舌白唇红，大便坚实，或泻焦黄，或吐而发惊搐者，不可认为慢惊，用温热药则生痰躁；亦不可认为急惊，用凉药则增吐逆。盖小儿热盛，本欲发急惊，又伤乳食，因吐发搐，此食痫也。

急以紫丸下之，或以青金丹，后有惊热未尽，更宜随证。

### 证疮痘发

凡身体壮热，耳轮、鼻尖及手足稍俱冷，忽发搐者，此非惊，是痘搐也。其惊搐则诸处皆热，有惊定后热不退者，三两日必出疮痘，再出亦同。

---

① 赤：中藏本作“方”。

风痫搐正发，忌勿持手足，则令儿曲戾不随。

### 论癫狂痫痉

夫癫狂痫痉，始本于心，心者精神之舍，智意之源，常欲安静，无诸触犯，疾何及焉？若邪积于内，热搏于外，脾胃因虚，不能克制肾水，上刑于心火，阴阳并居，遂致精神失守，恍惚多惊，癫狂痫痉之疾所由而生。盖重阴则癫，重阳则狂，痫则身软而醒，痉则身强而昏。癫之来也，发则异常，或歌或哭，乍喜乍悲。狂之证也，妄言，不食而歌，弃衣而走。痫者发则卧地，嚼舌吐沫，或作猪声。痉则腰背仰折，状如反弓，痰壅而厥，良由风涎流滞心络故也。已而失治，损伤于心，心伤则神去，神去则死矣。设有安者，则语涩少神，或缓弱为废人。

经曰：十岁以上曰癫，十岁以下曰痫①。

### 论惊搐握拳

夫惊搐握拳者，有阴阳二证。阴者拇指在内，阳者拇指在外。阳拳者顺，阴拳者逆也。

### 论惊风哽噎

夫因惊则气乱，气乱则上下不通，并于中焦，气壅则痰聚，痰聚不散，故气结噎哽，抑而虚叹，此惊之先兆也。

有久患痫疾者，必须②哽。气实者，天霜散、吐风散吐涎；或真珠丸、利惊丸下涎；或问命散吹鼻，令关隔通利，更与安神膏补之，琥珀散除惊。气虚者，对证用药。

---

① 十岁……曰痫：语见《诸病源候论》卷四十五。

② 须：疑应为“气”。

**验惊搐先证**

目鲜目眨，目白目青，目斜目斗，目转目瞪，声焦声嗄，声颤声轻，咂口弄舌，卷舌露筋，虚气哽气，噎气撮唇，噎乳噎食，忽然定睛，吐涎吐沫，拗颈仰身，摇头擦面，藏头畏明，手挛手颤，脚弯不伸，忽撩忽乱，恍惚精神，失张失志，眠睡不宁，睡中喜笑，困忧齿龈，心烦躁热，啼哭咬人，面脸弄色，或红或青，伸舒用力，微微作声，有前证候，是欲发惊。

以上证候不久必发惊痫，预防之驱风膏、琥珀散，更择对证药。

频频哯乳，日日便青，吐痰吐食，泻酸泻腥，吐嫌多困，泻怕脱形，昼眠默默，夜起频勤，疟痢无度，涎喘作声，虚肿脏冷，盗汗骨蒸，诸窍失血，诸渴亡津，诸病进退，必成慢惊。

以上证候久则必发阴痫，预防之安神膏、琥珀散，更择对证药治之。

凡小儿有疾须宜速治，失治则变成大患。《至道御书》① 云：小恶不诛则大罪盈，小病不除则大患至。所谓停囚长智，养病丧身，可信之矣。





① 至道御书：不详。

# 卷第六

## 急惊通用诸方

### 天霜散

治小儿急中卒风并急惊，口禁搐搦，涎盛，昏塞不语。

辰砂　粉霜　轻粉　南星炮，各半两　蝎尾　白附子　藿香叶各一钱

上为末，一岁抄半字，薄荷汤调下，茶清亦得，未吐再服，以吐为效。

### 吐风散

治小儿急中卒风，口禁不开，不省人事。

全蝎一个，炒　瓜蒂十个，炒　赤小豆三十粒

上为末，一岁一字，温米饮调下，未吐再服。

### 碧云散

治小儿急风卒中，涎潮气粗，不省人事。

石绿四钱　轻粉一钱

上为末，每服一字，薄荷汤入酒少许同调下，良久先吐后利。一方绿云丹以铜青为末，醋糊丸如鸡头大一丸，薄荷汤磨下，须臾顽涎如胶，以手拽出，神效。

### 追风散

治小儿中风不知人事，牙关紧急。

上以藜芦去①苗，浓煎，防风汤洗，焙干切作片子，微炒

① 去：原作"法"，据《普济方·婴孩诸风门》改。

褐色为末，每服一字，温水调下，吐涎为妙，未吐再服。

**太白散**

治小儿急惊，搐搦涎盛。

粉霜二钱　轻粉　白牵牛炒，各一钱

上为末，每服一字，薄荷汤下，吐涎为效。

**碧霞丹**

治小儿急中卒风，牙关紧急，不省人事。

石绿一两　胆矾半两　轻粉各一钱

上为末，糊丸如鸡头大，五岁一丸，油化下，吐涎立效。

**利惊丸**

治小儿急惊风，涎盛，发热潮搐。

青黛　轻粉各一钱　牵牛末半两　天竺黄二钱

上为末，白糊丸如小豆大，二十丸，薄荷汤下。一法炼蜜为丸如鸡头大，一粒，化下。

**珍珠丸**

治小儿急惊风，发搐，涎潮壮热及痰嗽壅塞。

白附子　滑石　巴豆十五粒，去油　轻粉各一钱　天南星各一钱

上为末，糊丸如小豆大，三岁一二丸，葱白汤送下。一方加蝎尾半钱。

**比惊丸**

治小儿急惊壮热，喘粗涎盛，颊赤，大小便不利。

轻粉　滑石各钱半　南星一钱一字　青黛半钱

上为末，糊丸小豆大，一岁二丸，薄荷汤下。如急惊头热足冷，口禁面青，筋抽脉掣，上膈顽痰，疾状盛者，加一丸。煎桃皮，一名桃符，一是桃木皮也，作汤送下，疏流蕴积涎热，

立安。

疮痘余毒不解宜服。

**小青丸**

治小儿急风涎盛，咳嗽痰实，气粗发热。

轻粉一钱半　滑石一钱半　南星一钱一字　蝎尾半钱　青黛半钱

上为末为丸如小豆大，二岁五丸，桂枝汤下，或作散尤佳。如痰实气喘，吐泻出痰，立效。

**褊银丸**

治小儿急惊风，膈上风痰，喘粗壮热。或伤乳食，燥渴腹胀，或即下痢。

巴豆半钱，去油　京墨二钱，烧　水银并黑铅，各一钱，同研黑色

上为末，入麝香半字，陈米饮为丸小豆大，三岁三丸，薄荷汤放冷下，吞下不得化破。

**铁粉丸**

治小儿咳嗽涎盛，潮搐吐逆。

水银三钱　朱砂　铁粉　南星各一钱　轻粉二钱

上同研水银星尽，姜汁煮糊为丸，如小豆大，三岁十丸，姜汤下。加黑锡三钱，与水银结砂子，名太乙丹。

**驱风膏**

治小儿肝风，筋脉拘急，面红目青，眼上惊搐及胎风。

辰砂　蝎尾　当归　龙胆草　川芎　山栀子　川大黄　羌活　防风　甘草各一钱

上为末，入麝香，炼沙糖丸如鸡头大，三岁一丸，薄荷竹叶蜜汤化下。

**宁眠膏**

治小儿惊热涎盛，心神恍惚，眠睡不安。

甜硝　人参　朱砂各一两　白茯苓　山药各二两　甘草　寒水石煅，各半两　脑麝一钱

上为末，入坯子二钱，炼蜜为丸如鸡头子大，一丸，薄荷汤化下。

**大青膏**

治小儿惊热涎盛，眠卧不安，或即发搐。

大青叶一钱　白附子钱半　青黛　天麻各一钱　蝎尾五分　朱砂一字　麝香一字　乌梢蛇酒浸，焙半钱，取末

上为末，生蜜为丸如鸡头大，三岁一丸，薄荷汤下。

**辰砂散**

治小儿惊热搐，睡卧不安。

朱砂　郁金　全蝎　雄黄　僵蚕　白附子各一钱　甘草各一钱　脑麝一字　甘草一钱

上为末，三岁抄一字，薄荷汤调下。

**防风丸**

治小儿惊热、惊风、惊悸，神昏嗞啀，痰涎不利。

天麻　防风　人参　川芎各一两　全蝎　甘草　僵蚕各半两　朱砂　雄黄各一分　牛胆　天南星各一分，入腊月黄牛胆内阴干，百日取出用之

上为末，炼蜜丸如鸡头子大，三岁一丸，薄荷汤化下。

**睡惊丸**

治小儿惊热夜啼，精神恍惚，睡卧不安，涎嗽心躁。

代赭石　蛇黄各半两，醉淬　铁粉　南星姜汁泡浸七次，各一钱　金星石　银星石各二钱　黄连　麝香各一钱

上为末，脑子半钱，蜜糊丸如鸡头大，一丸，薄荷汤下。

**抱龙丸**

治小儿潮搐，伤寒瘟疫，身热昏睡，气粗，痰实壅嗽，疮疸热毒

发搐，及蛊毒中暑，冒闷发搐等症。

辰砂四钱　麝香一钱　天竺黄四钱　雄黄四钱　天南星八钱，牛胆制。于腊月间取牛胆入天南星于内，阴干，百日为妙取用；如无，以生者水浸二日，焙干用

上为末，浓煎甘草水煮稀糊丸，雪水尤佳，如皂角子大，三岁一丸，薄荷汤化下。

## 急慢惊通用方

**问命丹**

治小儿急慢惊风证，诸药无效，神昏恶候。

宜用踯躅[1]花半两，蝎尾一分，麝香半字，一方加脑子半字尤佳。

上为末，少许吹鼻，嚏喷，可治。亦理脑热头疼。

**探生散**

治小儿急慢惊风诸药无效者，吹鼻定死生。

没药　雄黄各一钱　乳香半钱　麝香一字

上为末，少许吹鼻，如眼泪、鼻涕俱出者可治矣。

**妙圣散**

治小儿惊风，潮搐不定。

蜈蚣一条，葱汁浸一周时焙干　草乌尖十四个，薄荷、生姜自然汁浸　麝香一钱

上为末，脑子半钱同为末，半钱用芦管吹鼻，搐定为效。

**双金散**

治小儿天吊惊风，日久不定，角弓反张。

上以蜈蚣一条，去头、足、尾，真酥涂，慢火炙黄，置砧

① 踯躅（zhízhú 直竹）：杜鹃花的别名。

子上，面南用竹刀子当脊缝中央刮作两片。将左片入麝香半钱，同为末，作左字号；右片亦入麝香半钱为末，作右字号。各不得相犯，每遇病者，以少许搐鼻，如搐左以左药，右以右药，如眼珠未全下，更增少许即瘥。

**煎金散**

治小儿不拘阴阳证发痫者，并疗之。

上以代赭石为细末，水飞极细，日干，每服五分或一钱，用真金煎汤调下，连进三服，见儿脚胫上有斑赤色，即是邪气已出，儿当安。无斑赤出者，不可治。此药本出《保生方》，用之无效，自后加麝香、金箔同研细，酒调，连进三服，用之有效。铁浆治痫癫发热，镇心，并六搐痫；古镜煎汤，治惊痫邪气，中诸恶；又好墨磨汁服卒中客忤，其状与痫一同，但眼睛下视；铁屑煎汤服，治惊邪、癫痫、客忤，消食，逐冷气。

**寿星丸**

治小儿急慢惊风，荏苒经日，诸般痫病，累易医者无效，但是恶候，不问阴阳，灌药一服，得睡即效。

蛇含石一分　石燕并火煅，酒淬三五次　代赭石　朱砂　铁粉　雄黄各一钱　五灵脂　乳香　川乌去皮，炮　天浆子二十七粒，炒　乌蛇肉酒浸，炙，去骨，一钱　蛇皮炙　蛇头一个，酒浸，炙　僵蚕　皂角水浸一夕，焙干，微炒　蝉蜕　天麻　蜂房炒　蜈蚣大赤足者　全蝎二味，各一钱，新薄荷叶汁浸一宿，焙，微炒　白附子　川芎　南星姜汁浸一夕，牛胆拌，微炒　麝香各一钱　脑子半分

如吐泻之后加附子，炮，去皮，随轻重入药。

上为末，糊丸如鸡头子大，金箔为衣，三岁一丸，薄荷入酒少许磨，或作散一同。一方入酸枣仁，炒，去皮，二钱。

**神应丸**

治小儿急慢惊风及卒中，并五种痫疾，或发直目视，面如桃花，口眼俱开，或即俱闭，喉中作声，汗出如油，惊风下泄，时泻黑色，以上小儿及诸恶候，但服救之，灌药一粒立效。

真牛黄　麝香　轻粉各半两　金银箔各百片　磁石　蛇含石火煅，醋淬七次　石绿　朱砂　粉霜　雄黄各一两　石燕两个，火煅，醋淬七次

上为末，酒糊丸如梧桐子大，一岁一丸，薄荷汤化，入酒少许尤妙。痫病薄荷自然汁和酒化下。

**妙香丸**

治小儿急慢惊风及伤风壮热，或结胸五七日以上，面赤大燥，腹胀喘粗，面易五色者，以龙脑水吞下一丸，下恶物并药丸即瘥。

朱砂一两　牛黄　麝香　轻粉各三字　金箔十片　脑子三字　巴豆三十五粒，去油　黄腊六钱三字

上为末，熬腊为丸，如小豆大，三岁一丸，薄荷汤下，或以脑子水下。惊痫年深，不过五服，更不复作也。如惊热、惊风，小可芥子大三二丸。惊涎积热，颊赤口干，患经五七日以上，但是惊疳食病，小方脉不能晓者，十岁绿豆大七丸。虚中有积，吐泻诸痢不止，脏腑疼痛者，服之立效，食前。

**琥珀丸**

治小儿急慢惊风，湿潮昏冒，目瞪搐搦，惊吊腹疼，及和顺疮疸，小可惊哭，眠卧不安，入口立效。惊痫时复发作，常服永除病根。

辰砂钱半　琥珀　牛黄　僵蚕炒，去丝嘴　南星水浸，夏三日，春秋五日，冬七日，牛胆中制尤佳　全蝎去毒　白附子　代赭石　天麻　乳香　蝉蜕各一钱　麝香半钱　脑子一字

上为末，三岁半字，薄荷汤调下。慢惊加附子。

### 麝香饼

治小儿急慢惊风，进退不定。荏苒经日，乍静乍动，呕吐痰涎，潮搐甚者宜之。

麝香　蝎尾去毒　蜈蚣二条，赤足者，酒浸酥炙　南星炮　川乌炮，去皮尖　白花蛇酒浸一夕，去骨皮，焙，以上各半两　乳香　铁粉　朱砂　牛黄各一钱

上为末，酒煮丸如鸡头子大，拍作片子，三岁一饼，用人参薄荷汤下。

### 保命丹

治小儿急慢惊风，潮作不定，涎盛气急，精神不爽，病退常服永除根。

牛黄　辰砂各二钱　麝香半钱　脑子　乳香　五灵脂　铁粉　代赭石各一钱　全蝎钱半　蜈蚣一条　附子炮　僵蚕炒　蛇含石煅，醋淬三次，各半两

上为末，白糊丸如鸡头大，三岁一丸，薄荷汤磨下。

### 乌龙丹

治小儿急慢惊风，潮热不时，神昏涎盛。

乌蛇尾酒浸，去皮骨，火焙　南星炮　天浆子二十七个，炒　白附子　人参　半夏泡，洗七次　天麻　全蝎去毒　防风　附子炮，各一两

上作一处，酒浸三宿，取出焙为末，次用水磨雄黄一两，辰砂一两，并飞同和，拌入麝香二钱，龙脑一钱，糯米饭为丸如黍米大，三岁十丸，薄荷汤下，大有效。亦作散子调下尤妙。

### 睡安散

治小儿急慢惊风，潮搐不定，不得安睡。

麝香半钱　辰砂　乳香　血竭各一钱　人参　酸枣仁炒　南

星炮　白附子各半两　全蝎二十一个　蜈蚣一条，酥炙，用黄酒浸一宿

上为末，一岁一字，薄荷汁好酒煎令沸，调下得睡是效。

**一醉散**

治一切小儿急慢惊风，潮发进退，并十岁风狂胡走，挥飏①手足。

辰砂　乳香各半两　酸枣仁炒，去皮，半两

一方加蝎三钱。

上为末，三岁半钱，好酒调下，尽醉服之，睡着忌勿惊动，自觉即安。亦治大人风狂甚妙。

**青龙膏**

治小儿急慢惊风，身体强直，涎潮昏塞。

乌蛇尾酒浸一夕，焙　蝎尾　天麻　白附子　青黛各一钱　附子一个，炮，去皮脐　麝香　天竺黄各一钱

上为末，炼蜜为丸皂角子大，一丸，薄荷汤化下。

**黑龙膏**

治小儿急慢惊风，潮搐频并胎痫发歇不定。

乌蛇尾水浸，去皮骨，酒浸一宿　蚕纸一张，烧灰　蝉蜕　全蝎各半两　朱砂半两　脑子　麝香各半钱　金箔二十片

上为末，炼蜜丸如皂角子大，三岁一丸，薄荷汤下。

**香金丸**

治小儿急慢惊风，来去不定，涎鸣昏瞀②。

天麻　雄黄　全蝎各半两　白附子　大川乌炮，去皮　铁粉　青黛　南星炮，各一分　麝香半钱　石燕醋煅，一分　朱砂各一分

上为末，糊丸如鸡头子大，三岁一丸，薄荷汤磨下。

---

① 挥飏（yáng 阳）：挥舞之意。

② 昏瞀（mào 冒）：神志昏乱之意。

## 太乙散

治小儿急慢惊风，发搐不定并胎痫瘥后亦宜服。

天浆子二十叶，炒　蝎二十一个　防风　天麻　朱砂各半两

上入麝香一钱为末，三岁一字，乳汁调下。

## 银珠丹

治小儿急慢惊风，搐搦不定，涎壅不通并胎疮。

蝎去毒　天浆子炒　蜂房各一分　朱砂半两　水银　黑铅各一两，两味结砂子　牛黄　麝香各一钱

上为末，糊丸如小豆大，三岁五丸，金银薄荷汤化下。

## 全蝎散

治小儿急慢惊风，潮作不定，心肺中风。

蛇头一个，酒浸　蜈蚣一条，酥炙　蝎一钱　草乌一个，去皮尖　麻黄去节，一钱　朱砂半钱　脑麝各一字

上为末，一岁一字，薄荷汤，酒调下。

## 睡红散

治小儿急慢惊风，手足搐搦，目瞪神昏，口眼相引。

牛黄　硼砂　脑子　真珠　水银砂子各半钱　麝香一字　青黛　蝎尾炒　京墨烧烟尽　南星　半夏并南星姜汁浸一夕　蛇含石醋淬，以上六味各一钱　金箔　银箔各十片　乌蛇尾并项下七寸，并酒浸一宿，取出去皮骨，炙，一钱

上为末，三岁一字，薄荷汤调下。

## 保安散

治小儿急慢惊风，诸痫涎盛，头颈强直如弓。

蝎尾一钱半，炒　蜈蚣一条，炙　轻粉　麝脑各一字　川乌尖七个，生　南星半钱，姜汁浸一夕　花蛇肉一钱，酒浸，炙

上为末，一岁一字，薄荷汤调下。

**蛇头圆**

治小儿急慢惊风，涎盛痰塞，搐搦来去，不问阴阳，但是惊候之证如若，服之立效，尤佳。

蛇头一个，炙　蜈松三条，赤足　朱砂三钱　铅白霜　轻粉各二钱　脑麝一钱　铁液粉　百草霜各半两　蛇含石一两，醋淬

一方加蝎一分。

上为末，糯米糊丸如鸡头大，三岁半丸，薄荷汤磨下。又一方加附子半两，去皮尖，血竭一分。

**红霞散**

治小儿急慢惊风，潮作涎盛，进退不定。

天浆子二十个，一钱半　僵蚕半两　蝎三钱　麝香一字　朱砂一钱

上为末，二岁一字，煎麻黄汤调，日服三服，汗出是效。

**夺命散**

治小儿急慢惊风，诸药无效者，一服见效。

白附子　黑附炮，去皮　南星炮　天麻　防风　半夏炮，七次　麻黄去节　朱砂　蝎新薄荷叶裹，生姜汁蘸，炙三两度黄色。各一钱

上入麝香半钱为末，三岁半钱，薄荷姜汁更同酒泡汤调下，急惊加朱砂、轻粉。

**宁心膏**

治小儿精神不定，恍惚不宁，恐畏多哭，如人将捕，眠睡惊魇，常服镇心除百病。

人参　白术　白茯苓　茯神　山药　羌活　甘草炙，一钱　朱砂二钱　脑麝各一字

上为末，炼蜜丸如鸡头子大，二岁一丸，薄荷汤下。

**龙骨散**

治小儿急慢惊风诸药不效者。

天浆子二十一粒，炒　蜈蚣一条，炙　蝎尾去毒　乌蛇酒浸，焙　朱砂各一钱　脑麝各一字

上为末，三岁一字，薄荷汤下。

**麝朱丹**

治小儿急慢惊风，眼上涎鸣，发搐来去。

朱砂二钱　轻粉一字　麝香一字　地龙一条，安瓷盒内朱砂掺在身上令遍，合一宿取出，刮身上珠用

上为末，一岁一字，生薄荷自然汁调下，良久取下黑黄涎。如慢惊，与少许神宝丹补助。

**蝎霜散**

治小儿急慢惊风，涎潮，喉中有声。

全蝎薄荷叶裹线扎，炙薄荷叶焦为度　粉霜　轻粉

上等分为末，一岁一字，薄荷汁调下，良久吐利为痊。如慢惊，首尾先以少许神宝丹，急惊不用。

**青金丹**

治小儿身热，忽发吐逆，夜多惊啼，荏苒不解，或泻或秘，变成慢惊，或为疳病，不定搐搦。疗疳，镇心安神。

轻粉　脑子　麝香各一钱　黑烧半钱　面三钱　青黛二钱　使君子五个，面裹火煨熟　金箔　银箔共十片

上为末，滴水丸如鸡头子大，三岁一丸，慢惊冷薄荷汤化下，服讫须臾便睡，睡觉立愈，后更与少许。如些小惊者及急惊者只半丸以下，慢惊随大便取下涎一匕出来，神效。若吐泻成惊者，先与神宝丹一二服，次用此药，涎下后再与神宝丹。若只吐不泻，便服此药，涎下后再与神宝丹少许。

**清心丸**

治小儿惊痫潮搐，精神昏愦，痰涎流溢，并虚热烦躁，头痛恶

心，风眩不语，呕吐倦怠。

牛黄　脑子　雄黄各二钱　麝香一钱　桂一钱，去皮　川芎　茯苓　柴胡　桔梗各四钱　蒲黄　神曲炒，各三钱　芍药二两　犀角镑　白术　黄芩　黑豆炒　阿胶炒，各半两　麦门冬去心，半两　杏仁去皮尖，半两　人参　干姜炮　山药一两三分　甘草一两半　金箔三百片　羚羊角屑一两

上为末，炼蜜丸，如鸡头子大，金箔为衣，竹叶汤下。

**龙脑膏**

治小儿惊风搐搦，痰壅在心，瞪目直视，或眼不开，口禁，四肢或冷或热，大便或秘或泄。

脑子一钱　石脑油各半两　半夏一钱　南星炮，二钱　轻粉一分　水银半两　腊茶半钱　酥一块如枣大，同研无星

上为末，研和为丸，如小豆大，一岁一丸，乳香汤下，不得化破，取下恶物后与神宝丹。

**延寿散**

治小儿惊搐不定，或因其惊风，已经取下旧病复作。

黄芪一钱　鸡舌香大者，三粒　朱砂半钱　五灵脂钱半

上为末，一岁半钱，糯米泔调下，饮汤亦得。王氏云：用鸡舌香一钱，黄芪一钱，蜜炙辰砂二钱，五灵脂半钱，治疗亦同。

**弄舌散**

治小儿惊弄舌，泻黄散亦治。

蛇皮一分，炙　牛黄　朱砂各一钱　麝香一字

上为末，每服一字，薄荷汤调下。

**通关散**

治小儿惊风已退，只是声哑不能言，并治诸病后不能语。

上以南星大者炮为末，三岁一钱，猪胆汁调下，咽入喉中便能言。

**天茄散**

治小儿惊风并退，而汗不溜，筋脉不舒，不能行者。

茄种见霜者，半两　附子炮，去皮，半两　羌活一分

上为末，三岁半钱，麝香酒调下，日进三服。

**缓风散**

治小儿急慢惊风，正搐被人持捉，风涎流滞，气血不通，遂成痫，曲戾①不随。

自然铜　蜈蚣　蝎　地龙　僵蚕各等分

上为末，用竹筒一个，上钻孔四十九个，先入半，自然铜在筒内，次入蜈蚣一层，蝎一层，地龙一层，僵蚕一层，自然铜一层，盖面实填，油单纸封闭，皂角水煮百十沸，焙干为末，三岁半钱，用麝香酒调下，大人瘫痪尤佳。

**皂角膏**

治小儿惊风中风，口眼㖞斜，语言不正，手足偏废不举。

上以皂角去皮为末，水调，慢火熬成膏，左斜贴右，右斜贴左，手正急洗去。如大热，先以驱风膏。如大便如常，服续命汤。《千金》云：此因风入于筋脉，宜急服之。

**二圣膏**

治小儿眼口㖞斜。

蝉蜕一两，五月五日取东竹枝上者　寒食日②面一两

上为末，醋调敷纸上，摊如膏药，贴患处，左斜贴右，右斜贴左，如口正，水洗下。一方取七月七日取东行枝上蝉蜕，

---

① 曲戾（liè 列）：弯曲。

② 寒食日：在清明节前一二日。日初为节时，禁烟火，只吃冷食。

依前法用。又方，上以巴豆七粒，烂研，喎左涂右手心，喎右涂左手心，仍以暖水一盏安向手心，须臾即正，便洗去药，并频抽掣中指，立效。

**羚羊角丸**

治小儿惊风退后，诸病之后，筋脉缓弱，骨气虚衰，脾肾不足，五六岁不能行。

羚羊角　虎胫骨酥炙　地黄生干者　酸枣仁炒，去皮　白茯苓各半两　桂心去皮，不见火　防风　当归　黄芪以上各一分

上为末，炼蜜丸如鸡头子大，两岁一丸，白汤下。

**薏苡散**

治小儿因惊风及诸病之后，手挛不展，是肝气不足，内伤风邪。

薏苡仁三分　当归　桂心各三分　酸枣仁去皮，炒　甘草　防风　秦艽去苗，各半两

上为末，三岁一钱，水半盏，煎三分去渣，不拘时服。

**当归散**

治小儿因惊风及诸病之后，脚不展，指挛缩不伸。

当归　麻黄去节，半两　羌活　人参　杜仲去皮，炒　酸枣仁炒，去皮　桂心去皮，各一分

上为末，一岁一钱，水半盏，姜二片，煎三分，去滓，无时服。

# 卷第七

## 慢惊通用诸方

### 神宝丹

治小儿或先吐后泻，或先泻后吐，或只吐不泻，或吐泻俱发之后，变成慢惊者。

附子米泔水一盏，姜半两，研浸三日，次用蛤粉炒制，去皮尖，半两　羌活　朱砂　蝎尾半两　麝香　乳香各一分　南星两个，各重半两，去皮脐，锉棋子片，酸浆一碗，姜一分切片子，煮酸浆尽①，去姜，焙干，半两，牛胆南星尤好

上为末，炼蜜丸如鸡头大，三岁者半丸，薄荷汤化下。小可②惊泻，便青腹疼，与少许，立效。如小儿只吐不泻，发惊，急以紫丸重泻五七行，后与此药并食前，或以珍珠丸下之亦可。

### 辰砂丸

治小儿慢惊风，搐搦及天吊痫病。

蝎尾二十一个　牛黄　麝香　乳香各一分③　附子三个尖　雄黄少许　朱砂一钱　巴豆七个，好者灯上烧皮焦黄，去皮用肉④

上为末，寒食日蒸饼为丸如小豆大，一岁一丸，荆芥汤下，衣被盖，少时汗出。如天吊搐搦，开口不得者，便用蒜入盐同

---

① 去皮脐……酸浆尽：中藏本作“去皮，酸浆一碗，姜一分切片子，煮酸浆脐锉棋子片尽”。

② 小可：轻微之意。

③ 牛黄麝香乳香各一分：原作“牛黄麝香各半两”，据中藏本改。

④ 附子……去皮用肉：中藏本作“南星两个，各重半两，去皮，酸浆脐锉棋子片尽，去姜，焙干，半两，牛胆南星尤好”。

捣，涂药一丸，在儿后心以前蒜作饼盖之，以帛系定后更服一丸，化破，入麝香少许，以前汤下，觉口内蒜气，浑身汗出者，立效。须是端午日合，忌鸡犬妇人见。

**交泰丹**

治小儿因吐泻之后变成慢惊，累服热药，上热下冷，涎鸣气粗，服药虽多，止在膈上，不入中下。此药治虚阳潮上，发搐来去。

黑铅一两　硫黄　水银各二钱　天浆二十一个　蜈蚣一条　朱砂　附子炮，去脐皮　铁液粉各二钱　全蝎　蛇肉酒浸，去骨，各一钱　麝香半钱　柳槐枝各二寸，细锉，同铅入铫子，炭火上煅，别将槐柳枝各一茎，不住手打，旋入硫黄，次入水银，煎为沙子为度，地上出火气。

上为末，姜汁煮糊丸如小豆大，三岁三丸，米饮汤下，食前。如病势速，炼蜜为丸如鸡头子大一丸，薄荷汤化下，本法作丸子镇坠。

**灵脂丸**

治小儿因吐泻之后变为慢惊，发歇不定。

五灵脂　南星姜汁浸一夕，焙　附子炮，去皮脐　蝎各半两　蝉蜕一钱　麝香一字

上为末，酸醋一盏，药末半两，同熬成膏，次入余药，并麝香和为丸子如鸡头子大，三岁一丸，乳汁化下，金银薄荷汤下亦得，鼻上汗出为效。

**安神膏**

治小儿心虚多惊，恍惚不宁，腹痛便青，并吐泻之后，欲生慢惊。

朱砂二钱　全蝎　人参　白茯苓　天麻　附子炮　川芎　乳香各一钱　麝香一字　坯子半钱

又方，加琥珀。

上为末，炼蜜丸如鸡头子大，三岁一丸，薄荷汤下。

**丙丁膏**

治小儿吐泻之后，精神倦怠，多睡不省，不思乳食；及四肢逆冷，啼如鸦声，咽喉不利。丙日①作面，丁日②合药。

南星　乌蛇酒浸取肉，火焙，各三分　天麻　麻黄去节　附子炮，各半两　白附子三钱半　蝎一分　僵蚕四钱

上为末，水一升，浸三日，寒食日面一升和拌踏作面，楮叶罨③七日取出，纸袋高挂半月日可用，每面一两，朱砂一钱，麝香一字并为末，炼蜜为丸如鸡头子大，三岁一丸，薄荷汤下。

**竹沥膏**

治小儿久患脾虚发搐，慢惊潮歇。

附子炮，一钱　厚朴姜汁浸一夕，焙干　白术蜜炒，各一分　麻黄去节，炒，半钱　全蝎二十七个，薄荷汁浸一夕，焙干　犀角屑一钱，怀干④

上为细末，竹沥为丸如鸡头子大，三岁一丸，薄荷汤化下，无时。

**风痫汤**

治小儿风痫，痰热相感而动于心，风痰相乱则顿闷无知，口出涎沫，或禁不言，身反目直。

竹沥　生地黄汁　龙脑　生姜　防风　麻黄去节，各四钱　防已　附子炮，各三钱　桂枝去皮，二钱　石膏七钱





---

① 丙日：古代天干地支记时法，指（农历）每月的3日、13日、23日。

② 丁日：古代天干地支记时法，指（农历）每月的4日、14日、24日。

③ 罨（yǎn掩）：覆盖。

④ 怀干：即将药物放在怀中，使之干燥的方法，主要用于名贵芳香药材。

上为末，三岁一钱，水半盏，煎三分，去滓。

**续命汤**

一名宽筋汤，治小儿吐泻之后，因虚生风，瘛疭神昏，涎盛不利。应是慢惊虚风，并宜治之。

麻黄去节，炮，半两　防风一分半　芍药　附子生　人参　川芎　白术　防己各一两　黄芩一分　桂枝　甘草各半两

上为粗末，三岁一钱，水半盏，姜三片，枣十枚，煎三分去滓，食前服。加麝香、蝎尤妙，有汗者去麻黄。

**清脾饮**

消风散最治小儿目涩多困①，虚风神慢。治小儿因吐泻多困不醒，欲生风候。

人参　白附子　南星炮　半夏炮，七次　全蝎　僵蚕　白术　川芎　羌活　甘草各等分

上为末，饮子，三岁一钱，水半盏，姜三片，冬瓜子仁三七粒，煎三分，去滓，无时。

**温白丸**

治小儿脾胃气虚，困顿泄泻，冷疳洞利，及吐泻之后或病久变成慢惊，身冷瘛疭。

天麻半两　僵蚕去嘴　白附子　蝎　南星炮七次，各一分

一方，加附子一分。

上为末，寒食面煮糊为丸如小豆大，三岁三十丸，姜汤下，食前服。如作散，姜煎尤妙，渐加服。

**一醉膏**

治小儿慢惊潮搐，神昏不得睡。亦治大病后及擒捉风涎滞，手足不随。

---

① 多困：中藏本作“因”。

乳香二钱　天麻二钱　麝香一字　安息香　全蝎　蜈蚣各二钱　附子炮　麻黄去节　酸枣仁炒，去皮，各四钱

上为末，法酒同蜜熬熟为丸如鸡头子大，三岁一丸，酒化下，尽醉灌之，得睡是惊效。

**钩藤饮**

治小儿因吐泻脾虚多困，变成慢惊。

防风　人参　麻黄去节　僵蚕炒　天麻　钩藤　蝉蜕　蝎尾去毒，炒，各半两　甘草炙　川芎各一分　麝香一钱　附子炮，一分

上为末，三岁一钱，水半盏，姜三片，煎三分，食前服。

**天王散**

治小儿吐泻，或误服冷药，脾虚生风成慢惊。

上以南星一个，重八九钱，掘地为坑子，深三寸，炭火五斤，烧通赤，入好酒半盏，然后以入南星，却用炭三两条盖却坑子，候南星微裂，取出剉碎，再炒熟为末，用半两，天麻一钱，麝香一字和拌。三岁半钱，生姜防风汤调下。亦治久嗽恶心，可食。

**豆卷散**

治小儿慢惊多用性大温及热药治之，有惊未退而别生热证者，有病愈而致热证者，有反为急惊者，甚多。当问得病几日，又曾何以得之，曾以何药治之。可用解毒，无有不效。

黑豆水浸，芽出　贯众　板蓝根　甘草炙

上等分，为末，两岁半钱，水半盏，或浆水入油三两滴，煎三分服。又治吐虫。

**露珠丸**

治十岁以上癫狂。夫阴盛为癫，阳盛为狂，阴阳相并，则癫狂乱走，言语错杂，悲歌不定，忧喜无常。

上以辰砂一两，琉璃器内盛，露四十九夜，遇阴雨日不算，入牛黄一钱，炼蜜为丸如豌豆大，空心冷水下，更当服宁心膏。

**水银丸**

治小儿癫痫，连年不瘥。

铅二两　硫黄一两　水银二两　铁液粉一两

上先以铅于鉎[1]中令镕，即下硫黄，不住手就鉎内研，待硫黄烟尽，入水银又搅，次下铁粉，以武火烧少时，时出，露地一宿出火毒，研令极细，粟米饭和丸如绿豆大，每服五丸，金银汤送下，食前服之。

**至圣散**

治小儿中风痓病，昏闷不醒。

蝎尾二十一个　晚蚕蛾　天浆子　白附子各半两　朱砂二分　麝香一分

上为末，每服一字，薄荷汤入酒三两滴同调下。



① 鉎（shēng 生）：原为铁锈之义，此指某种金属容器。

# 卷第八

## 论疮疸兼定色样

夫天行豌豆疮，自西汉以前经方不载，或云建武中于南阳征虏所得，呼为虏疮。次而大小儿相继传染，为受虏之疫气故也，后世明医经方始说疮疸斑疹。庞氏[①]云：天行豌豆疮，自汉魏以前经方不载，或云建武于南阳征虏所得，呼为虏疮。考之于史，建武乃光武[②]号，自光武至魏相去一百九十五年，则是起于东汉也。庞氏兼言汉魏，能无疑乎？盖小儿疮疸，是托质成形，在胎食母血秽故也。

何以知之？儿在下未食乳前，古今以黄连汁饮一二日，下胎粪涎秽。以此观之，胎中食秽明矣。钱氏曰：成形，食母血秽。

出腹啼声才落，则咽下血秽。坐婆[③]急拭口中令净，儿生少病。同胎粪而下，唯血秽之气存焉。钱氏云：余气入儿脏中，本因伤寒，入儿成疮疹。因伤寒时气成积热，潮热运动，秽气入于五脏，其毒当出。譬如荒野草木无根而生，盖受地土之气也。小儿疮疸，因热而生者，盖受胎秽之气也。五脏受秽气，多则出盛，少则出稀，兼五脏相杂出。而禀气虚则出早，气实则出晚，如地虚则萌芽早发，实则迟也。秽气入肝，与泪相感，则为水泡，色泽微青，以应肝之象。又心与血相感，则为斑子，色带深红，

① 庞氏：不详。宋代庞安时《伤寒总病论》引录过此文。

② 光武：即东汉光武帝。

③ 坐婆：古代对接生人员的称谓，又称稳婆、产婆，即助产的妇女。

以应心之象。入脾与涎相感，则为疹子，色赤黄浅。钱氏云：脾为裹血，故色赤黄浅也。以应脾之象。又肺与涕相感，则为脓疱，色白而肥，以应肺之象。肾主色黑，肾在下，不受秽气，疮痘不透，即变黑色，以应肾之象。推肾证初出者，肾小紫黑出不透，痰喘渴躁不治。亦有初出秽红者，后因不忌至脾虚肾旺，多作寒颤噤牙之证。其疮欲出五脏，先有证候，各有时辰。钱氏云：呵欠顿闷，肝也；时发惊悸，心也；乍凉乍热，脾也；烦赤嗽嚏，肺也；寒颤噤牙，肾也。《道书》曰：寅卯属肝，巳午属心，申酉属肺，亥子属肾，辰戌丑未属脾。五脏之气，皆与时辰相合也。





## 检五脏所出疮子

**肝**出为水疱，其气旺在寅卯。**心**出为赤斑，其气旺在巳午。**脾**出为疹子，其旺在辰戌丑未。**肺**出为脓血疱，其旺在申酉。**肾**出疮黑色，其气旺在亥子。

假如小儿寅卯时发潮热，来日依时，或三日依时，盖肝旺于寅卯，因潮热而运动肝气，故随脏而出，必知水疱也。钱氏云：自寅至午，皆心肝用事。《脉经》云：其王日甲乙，王时平旦、日出①。如巳午时发潮热，来日依时②必出斑子也。若辰戌丑未时内，占一时发热，来日又占一时复作者，必知出疹子也。如申酉时作潮热，本属肺脏，来日却在寅卯时发热，不依次第，必知脓疱、水疱相杂而出，余皆效此之。推之肾之在下，不受秽气，唯内虚多归于肾，变黑色难治也。凡疮痘欲出，先见于头面。《难经》曰：诸阳皆会于头。钱氏云：

---

① 其王日……日出：原作“其旺日甲乙，旺平旦、日出”，据《脉经》脉经卷第三改。

② 时：原脱，据前后文补。

疮痘属阳，出则为顺。《素问》云：春阳上升，故知先出于头面也①。疮痘者，是小儿大难，不可不为详审也。愚观诸书，治法各执一见，议论参商，谨辨于后。

据证诸家疮痘互说，议论古人是非。

**辨②证圣惠**

谨按《太平圣惠》论疮痘脏腑气逆，大小便多秘，才觉似此病，即可便与疏利而轻患也。《活人书》云：初觉以药利之，宣其毒。此误矣。若疹痘已出，不可疏转，疹痘出定，却宜利大小肠。《活人书》云：出得已定，疏利者非。

又云：今观时医及疾患之家，疹痘未出以前，多是误认疾候，皆以此药治之。其间或以燥药，或饵冷药，不无夭伤。《活人书》云：洗心散内用大黄，又麻黄黄芩汤用桂枝，二方皆燥冷药并治疮痘，此二说又不同也。

又云疮痘初觉多似伤寒证，如疮痘未攻，皮毛穴出者，便可服饵，调和脏腑，疏泄逐下。《活人书》云：首尾皆不同也。

或疹出太盛，痘穴脓者，却可疏利。《活人书》云：出得已定，或脓血太盛，却疏利者非。

**辨活人书**

唇红，腹痛，尻骨冷，耳尖冷，昏倦，眼涩，口舌痛，四肢冷。

谨按《活人书》，疮痘与伤寒相类，疑似之间，只与升麻汤治疮子，已发未发皆可服，不可疏转。疮痘已定，却宜利大小肠，此为大戒。伤寒身热，固不可下，疮疹发热，在表尤不可

---

① 春阳……头面也：《素问》未见此言。
② 辨：中藏本作“辩”。

转。世人不学，乃云初觉以药利之，宣其毒，此误矣。如小儿伤寒，头痛潮热，咳嗽气粗，烦渴心躁，小便多赤，大便不通，热盛于心，精神恍惚，即发惊搐，涎盛闷乱。疮疸未分，此证小儿最多。若执前说，只与升麻汤，不疏转其病可乎？既言已发未发不可疏转，疮疸发热在表，尤不可转，论中使洗心散治疮疸，用大黄服之，能动脏腑，莫有妨害。

又云：疮疸已出，不可转疏，出得已定，或脓血太盛，却用疏利者，亦非。大抵疮疸首尾皆不可下，小儿身热，耳冷咳嗽，辄用利药，即毒气入里杀人。论中洗心散治身热咳嗽，麸疮疸疹，此药能利人，且又如何？既言疮疸，首尾皆不可下，只如论中用无比散，内使朱砂、脑、麝、腻粉、水银服之，取下如烂鱼肠，岂不是下药也。此二说俱未定。

### 辨证董氏①

谨按董氏论疮疸未出，往往疑为伤寒，即以麻黄等药重发其汗，遂使表虚里实；或称欲出，多以热药。《活人书》云：用洗心散，内用大黄、麻黄治麸疮疹疸，并麻黄黄芩汤，用黄芩、桂枝治疮疸出不快，或出尚热，皆能发汗，可不谓之无冷热药乎。

又云：若为阴痫，治之用温惊药，则热愈盛，直至三四日证候已出，方用疮疸药，所失多矣。按诸书云：阴痫者，出于吐泻之后，大病之余，身体不热而瘛疭者谓之阴痫。不热，可得三四日证候已定，方用疸药。诸书中未尝见说，未尝有不身热出疮疸者，凡此者不可不辨也。

### 辨证张氏

谨按张氏论云：若才觉是疮疸，便早疏利，热轻易疗。又

① 董氏：即北宋医家董汲，著《小儿斑疹备急方论》。

云：早出，若才出，皆不可轻利。既言才觉是疮痘，即是先证也。又云：应疮痘早出，不可疏利，于此自作两说，使后人定疑惑也。

### 辨证钱氏

谨按钱氏论疮痘证，唯用温凉药，不可妄吐下及攻发。又云：寒颤噤牙，身黄紫肿，急以百祥丸下之。又身热烦渴，腹满而喘，大小便涩，面赤闷乱，大吐当利，小便不差，宣风散下之。此皆疮痘盛出之证。

### 辨证宝鉴

谨按《婴童宝鉴》[1] 云：疹痘是脏腑俱热，发于皮肤为之。热在腑，发之即疹；热在脏，发之即痘。未出，同一治。未出可下，解热而退。既出，忌勿下及冷药逼之，其病不出，在里害人。愚尝考[2]之诸经治法方论，盖不出古人之妙也。其间有言之未尽者，虽云疮痘首尾皆不可下，或云未出宜疏利，出定宜疏利，疮痘出盛宜疏利，各分证不明，互说差殊。令后学者，难归一治。先摭诸经之互说，将平日所验者法说分于后。疮痘之病，首尾证平，下之者误；首尾有实热证，不下者误。切不可用巴豆丸子药下之，此药乃攻食积耳，出《活人书》。首尾有虚证，不补者误。疱痘出透，色泽肥红，证平者，不须服药。如证候平稳，强施汤药，杀小儿也。大抵治病之法，对证有药，有是证服是药，顺其证则生，逆之则死，此理昭然。

### 断治疮痘

《宝鉴》云：疹痘是脏腑积热，发于皮肤为之。热在腑，发

---

① 婴童宝鉴：十卷，栖真子撰，不著名氏。《幼幼新书》卷二十九引录过此书。

② 考：中藏本作“破”。

之即疹；热在脏，发之即痘。未发，同一治者，乃随其证候轻重，归一而治之也。未出，可下解热药，惟此言甚详，诚可信也。

## 引证疮痘

谨按钱氏云：大王宫五太尉因坠秋千发惊搐，医以发热药治之，不愈。钱氏云：本急惊后生大热，当先退其热，以大黄丸、玉露散、惺惺丸，加以牛黄、脑麝解之，不愈，至三日，肌肤尚热。钱氏曰：更二日不愈，必发斑疮，盖热不能出也。他医用药发散入表，表热而斑出。本初惊时，当用利惊药下之，今发散逆也，后二日果斑出，以必胜膏治愈。谨按《活人书》用无比散治疮疹而恶候出不快及黑疮子，内使朱砂、脑麝、牛黄、轻粉、水银等服之，取下如烂鱼肠，推之药性极难。上①显证，《宝鉴》云：未出同一治，以此观之，但随证用药，真明验也。医官论云：形分轻重，患则浅深。刑法云：二罪俱罚，从重者论。医书云：二病俱发，从重者治。

## 防治疮痘论

夫疮痘多是冬温所变，若冬有非节之气，疮毒未发之前，常宜温药时时服之，令大便稀薄，四顺饮服令微利，大黄、甘草下②之则温毒内消，又有四时时行者，大小传染，乘疮毒未发之前，亦可服饵，兼饮油剂，盖预防之。《素问》云：不治已病治未病。《易》曰：君子以思患而预防之③。设有疮痘必轻易疗，若身疼壮热，头疼心躁，烦赤气粗，不与小汗，何由消散？



---

① 上：中藏本作“古”。

② 下：中藏本脱。

③ 君子……防之：语见《易·既济》。

麻黄、黄芩，易或洗心散、薄荷散汤。如脏腑久秘，毒攻腰胁，心腹胀满，不与微利，何由解释？四顺饮、大柴胡汤或调胃承气汤。然汗下之法，不可造次，冷热之药，用可详审。《活人书》云：疑似之间，只与升麻汤治疗。疮子已发未发皆不可疏转。或云：不可汗下、寒热之药，只可紫草汤一味饮之。然此二说，甚善。若执其两端，上治轻疾而已，倘值大病，拱手待毙。世有权贵，偏见臆说，不信任医，强为处方，遇令汗药，恐药性之热，逢合下证，惧药性之寒，疑或不快，荏苒经日，药病失①对②，夭伤者多矣。大抵调瑟者，必先移柱；用药者，必先审证。不可热服之，但主对的当，必获万方。

**治疮痘法**十二事

治惊疮法一

小儿因伤寒时气运动，疮痘欲出，身热，忽发惊搐。心生热，热则生风，风属于肝，二脏相搏，风争故惊搐也。驱风膏、导赤散；不退，洗心散、琥珀散；涎盛，利惊丸。

治疮欲出二

小儿因伤寒时气，头疼，壮热憎寒，咳嗽气粗，呵欠嚏喷，大小便如常，疮痘未分，或目涩肚疼者。升麻汤、惺惺散、羌活散、鼠粘③散、防风汤、小柴胡汤。阎氏云：小柴胡汤治疮痘甚验。夏月白虎汤、甘露散择用之。夹食吐逆，泄泻发热，气粗，千金丸、消食丸、豆蔻丸、四君子丸、白术丸、相间惺惺散。

疮痘攻目三

疮痘欲出，先攻目，赤肿不开，次出疮痘，不甚红活，有

---

① 失：中藏本作“先”。

② 对：疑为“时”。

③ 鼠粘：中药牛蒡子之别名。鼠，原作“黍”。

痰者，设有安者，须损眼目。调肝散护目，生银丸并珍珠丸化痰，宜更对证用药。

痘毒生痈四

痘疮正出，或痘后生热不去，必生痈肿，或毒攻眼目，或从疮迹中再出脓泡者，是痘毒未尽，大便焦黄，或坚实者。四顺散利三两次并鼠粘汤。夏月白虎汤，时时多服之。

疮痘肚疼五

疮痘正出，肥红无事，忽因伤食，肚疼叫哭者。消食丸不退，解毒丸微微逐食，次益黄散即安。《活人书》云：切不可用巴豆丸子药下之。此药秘攻食积，今有此肚疼证，用之不妨，若虑其下之，恐因肚疼变动而已。

疮痘缩伏六

疮痘正出，大便如常，或坚实，或焦黄，忽憎寒戛齿者，是痘毒缩伏，多此证。大戟散。前病若退，随证更发疮痘，如不退者，死。

疮痘吐泻七

疮痘正出，吐泻不食，忽憎寒戛齿者，疮必黑陷，喉中涎喘。盖儿先受风冷，血气虚弱，即变此证，难治多死。益黄散，甚者金液丹，并食前。若吐泻，定后思食，证候平复，方可用疮痘药，设有安者，必生痈肿。

大小便涩八

疮痘盛出，身热烦渴，腹胀而喘，大小便涩，面赤闷乱。八正散、四顺饮，不退宣风散。

疮痘入眼九

疮痘盛出，热毒气攻，则斑疮入眼，多食毒物亦尔，若觉眼肿，或赤痛多泪，时时与开看睛，无疮即不害。若有疮赤肿者。四顺饮，每日食后一服，常令微利，毒消平愈，不尔害目。

解利疮痘十

疮痘出尽，身凉疼食，大便如常者。四顺饮子，利三两次后，不生别病。如失解利，恐赤眼痈肿，鼻衄下利，疥癞数证内皆不能免也。

痘毒发惊十一

疮痘出后，身热不退，时复摇头手颤，必发惊搐。抱龙丸、驱风膏、琥珀散；热盛四散饮、八正散、鼠粘汤、白虎汤，不退无比散。盖痘毒所作也。若泻，有此证者多死。

疮痘作痢十二

疮痘欲安，不曾伤食，有肚疼者，是痘毒太盛，气血凝结腹中不散，久必作脓血痢。四物汤加罂粟皮。大便坚实，或泻焦黄，或热，或不热，有肚疼者，四顺饮。若泻白酸臭，伤食肚疼者，先益黄散，后解毒丸，冷微利，再益黄散。

## 疮痘避忌者十

腋下狐臭气俗呼猪狗臭是也。

妇人经候气并诸般血腥臭恶等。

房中淫液气新房之气是也。

醉腥荤腥气闻醉气痘毒畜①入。儿吃酒，痘毒出。

麝香臊秽气闻麝香，即蓄入痘子。吃则发出。

硫黄蚊药气并毒药之气，硫黄发烛之气，赤目之痛疼难瘥。

疫汗蒸湿气钱氏云：左右常令有胡荽，甚辟汗气。

误烧头发气并鱼骨诸般臭气及柴烟入口鼻内。

葱蒜韭薤气烹、炮、煎、煮油烟气。

---

① 畜：通“蓄”。《易·大畜卦》曰：“山天大畜，止而不止。”

沟粪浊恶气孙真人云：胡荽酒辟诸恶气出伏。

以上皆不可犯，令儿变动，不可不忌，盖亲历验也。或曰有田舍小儿，任之自然，犯之者都无变动，何也？盖贵贱有异，则禀受不同也。

凡出疮痘，首尾不可出风，宜于虚爽处，坐卧寒温得所，忌动风物，食白鱼、野味。频与稀粥，易能安愈。应疮痘才欲着痂，即用酥蜜面油不住润之，可揭则揭，迟则疮硬成瘢痕。

治痘痕面黡

用密陀僧为末，水调夜涂糊，明日洗去，平复。

**疮痘可畏者十**

不食多渴渴泻不食，益黄散、白术散；不泻不食，白虎汤、杏甘汤。

戛齿噤牙能令痘子陷伏，是肾旺也，治法在前。

憎寒困倦能令痘子缩伏，是脾虚也，治法在前。

烦躁体热摇头者，欲生风候，治法与大小便同。

吐逆泄泻食不化，益黄散；正出并痘后，大便脓血，金粟膏、桃红丸。

疮作黑坑内无脓血，或黑色疱，或先疮迹作黑孔，多死。

大小便涩四顺饮、八正散、三黄丸、玉浆饮。

痈块壅肿痘毒变疳，口臭蚀牙唇口鼻，牙落者，死。

喘急痰盛杏甘汤、生银丸、无比散、珍珠丸。

声哑气噎或正出盛，或痘后有此证，多死。咽药食腹中鸣者，亦死。

以上是疮痘恶证，首尾可畏也。除此之外，皆不妨内犯其一二者，但饮食如旧，虽困重，医救有可生之理。如饮食减平日一半者，死。有饮食如旧，内犯其三四亦死。

## 论疮痘约日诀

夫小儿疮痘者，与伤寒相类，或安或危，或见或隐，皆六七日之间，归证明矣。凡疮欲出，先发热。轻者三四日；次者五日；远者不过七日，此约法也。一日太阳传膀胱，二日阳明传胃，三日少阳传胆，四日太阴传脾，五日少阴传肾，六日厥阴传肝，七日还经传遍五脏六腑，故七日而止也。又有小儿因伤寒至七日后，或已汗，或未汗，或吐下后热不除，此毒气盛而未发，热毒入胃，发于皮肤成斑者，状如蚊蚤所啮赤斑，十生一死。黑斑，十死一生。及有胃热发黄者，状如橘色，下者死。又有成瘾疹，或白泡者，此皆伤寒热毒不除，多变此疾也。巢氏云：发斑决不可用发汗药。

疮痘斑疹并解毒通用方在第十三卷，宜择用之。

## 疮痘诸方

常行疮痘，紫草汤最良，患其服太少不能中病，但多槌好紫草，以汤沃之，用物合定，候去滓分减服，每紫草切铿半升，用汤一升为准。斑痘已出，不可发表，发之斑烂，以表虚故。豌豆欲出，以甘草浓煎饮之，令脏腑和平，并以好坯子水调涂眼眶，毒不入目。天行发斑疮，须臾遍身，皆带白浆，此恶毒。唐永徽①四年，此疮自西城东流于海内，但煮葵菜、蒜齑之则止，鲜羊血入口则止，初患急服之。

### 羌活散

治小儿寒邪时气，疮痘变蒸，潮热涎盛，头疼心躁，烦渴气粗等证。

羌活　独活　柴胡　川芎　细辛　甘草　白茯苓　人参　枳壳炒，各一两　防风各半两　天麻　前胡　桔梗炒　地骨皮

---

① 永徽：唐高宗李治的第一个年号。

上为末，三岁一钱，水半盏，煎三分，大小加减，服之不拘时。

**鼠粘汤**

治小儿疹痘已出，未能得透皮肤，或出，未能周遍，热攻咽喉，涎盛咳嗽，赤眼心烦，并消疮疖。如疮痘后，毒气攻眼成翳障，并肿痛者，此药时时服之，翳自消。

鼠粘子四两，炒　荆芥穗二两　甘草一两　防风半两

上为末，三岁一钱，水半盏，煎三分，去滓，温服，不拘时服。

**四物汤**

治小儿时行疮痘，发热，已出，未成，或不快，能活血调顺疮痘无如此药。《活人书》：一味白芍药为末，治疮痘不快，以此知四物汤诚疮痘之仙药也。一方加甘草尤妙。

白芍药　川芎　熟地黄　当归各等分

上为粗末，三岁一钱，水半盏，煎三分，去滓。此本是妇人药，治血痢，入罂粟壳同煎，甚妙。

**化毒汤**

治小儿疮痘未定，或出不快。

紫草茸　升麻　甘草炙，各等分

上㕮咀，三岁一钱，水半盏，糯米五十粒，同煎三分，去滓，不拘时服。

**四圣散**

治小儿疮疹出不快。

紫草　木通　甘草炙　枳壳麸炒　黄芪各等分

上㕮咀，三岁一钱，水半盏，煎三分，去滓，不拘时服。

**蓝根散**

同前治小儿疮痘出不快。

板蓝根一两　甘草炒，三分

上为末，三岁半钱，雄鸡冠血三两滴，温酒调下，方无证勿服。

**杏甘汤**

治小儿疮疸正出，烦喘渴躁。

麻黄去节　甘草炙　桑白皮微炒　杏仁去皮尖，各等分

上吹咀，三岁一钱，水半盏，煎三分，去滓，温服。咽痛、咳嗽，加麝香，加竹沥同煎尤妙。

**红花汤**

治小儿疮疸不出。

红花子　紫草茸各半两　蝉蜕一分

上吹咀，酒水半盏，煎去滓，温服，大小加减。

**解毒丸**

治小儿疮疸，毒盛身热，痈疽，咳嗽有痰，气急，并疮疸正出，伤食肚疼及解诸药毒之证。

雄黄一分　郁金一分　巴豆二十七粒，去油。一方加半夏一钱。

上为末，白糊为丸如小豆大，三岁三丸，薄荷汤下，食前。如咳嗽痰喘，食后服。

**驱毒散**

治小儿疮疹，疸出不快。

白花蛇酒浸一宿，炙黄，去骨为末　麝香少许

上为末，三岁一字，酒调下，蝉蜕汤亦得，良久便出。

**败毒散**

治小儿疮疸始出，才有白泡，忽陷入肉，渐渐作紫色，无脓，日夜啼哭，烦躁。

川郁金一两　甘草一分，水半碗同煮干，去甘草　脑子一字

上为末，三岁半钱，猪血五七滴，新汲水调下，不过两服

者，毒气从手心或足心出也。如痫即差，此病五死一生。

**猪血膏**

治小儿疮疸欲出及陷伏者，皆宜速治，不尔毒气入脏，必致危困。一方同治，以人牙烧灰存性为末，麝香酒调下亦治。疮疸变黑，寒颤戛齿。腊月猪血取钵盛，挂当风处令干。

上取半枣大，以龙脑如大豆许，酒调下。《苏沈方》[①] 云加绿豆粉半枣许，同研，病微者，消之。甚者，发疮出而安。一家小女病伤寒，腹疼极盛，昼夜号哭，手足厥冷，数日渐加笃，形证危恶。疑为医以药下之，急就屠家买猪血，时当盛暑，血至已败恶，无奈何，多以龙脑香灌之，一服遂得，少睡须臾，身发热疮点，遂安。一方治时疾发碗豆疮，及赤子未透，心烦狂躁，气喘妄言，或见鬼神，或已发而陷伏，皆宜速治，不尔必死。生龙脑一钱，研细，旋滴猪心血，和丸如鸡头子大，每服一丸。烦躁者，同紫草汤下。若疮子陷伏，温酒化下，少时心神便定，得睡，疮子发透。一方黑猪粪，日干，烧为末，为麝香酒调下。

**猪尾膏**

治小儿疮子倒压。

上以小猪尾尖刺血三两滴，入生脑子少许，同研，水调下立效。

**油剂法**

治小儿脏腑伏热毒，疹疸未盛，四肢微觉有热，食物似减，头发干燥，或热进退。

上以生麻油一小盏，温和熟水一小盏，旋旋[②]倾熟水入油内，不住手以杖子打搅，直候热水尽，更打令齐如蜜即止。夜

---

① 苏沈方：即《苏沈良方》，又名《苏沈内翰良方》。

② 旋旋：缓缓。

卧时，三岁半小盏①，一岁内外者，每服二蚬壳，量大小加减，直候大小便微利，热退，疮痘不生。

**胡荽酒**

防诸般恶气。

上以胡荽三两细切，以酒二大盏，煎，令沸，沃胡荽，便以物合定，不令气出，候令去滓，微从项以下喷脊膂及两足、心腹，令遍，勿②喷面上。

**牛粪灰**

上以黑牛粪，日干烧灰，候白色。《保生方》用黄牛粪灰，二者皆可用，为末，擦之速安。

**大戟散**

治小儿疮痘紫黑色陷，寒颤，噤牙，戛齿，身黄紫肿，三服不愈，即死。

上以红芽大戟为细末，三岁儿抄半钱，研脂麻汤调下，此药治戛齿甚妙。医家虑其有性，不敢用，但对证分明用之，不妨。寻常小儿睡中戛齿者，是肾经风热，一是惊风入肾，一服即效，后与惊药，更不再作。

**牛李膏**

同前治。

上以牛李子取汁，石器中熬成膏，牛李子野生道边，至秋结成黑丸成穗，或无生者，市肆中买干者为末，水煮代用，每皂角子大，煎杏胶汤化下，一岁一丸。

**宣风散**

治小儿疮痘盛出，身热烦渴，腹胀，喘，大小便涩，面赤闷乱及气

---

① 盏：中藏本作“钱”。
② 勿：中藏本脱。

肿、水肿，并逐脾间风。又治风肿、积肿。又治风热，筋脉挛缩作痛。

槟榔　陈皮　甘草三味各半两　牵牛四两，半生半炒

上为末，三岁一钱，水半盏，煎三分去滓，温服。

**无比散**

治小儿疮疹出不快及黑疮子，应一切恶候及治痘毒灌咽，声哑涎喘。

朱砂一两，好者　牛黄　麝香　脑子　腻粉各一分

上为末，一岁一字，水银少许，用猪尾上血三两滴，新汲水调服，宁稳得睡，然后取下如烂鱼肠、葡萄穗之类涎臭恶物便安，乳汁调尤妙。

# 卷第九

## 论疮痘入眼并疳眼等证

夫疮痘入眼，由热毒气盛，上攻于肝，令眼赤肿、多泪四顺散、鼠粘散。若失治，则生翳障。盖目者五脏之精华，肝经之外候，五脏有病，皆形于目。是以色赤，心病；色青，肝病；色黑，肾病；色黄，脾病。若上焦壅热，痰饮相搏，熏蒸于肝，则为赤眼肿痛。若久患，脏腑脾虚液竭，热气熏肝，则为疳眼昏涩。若饮水停积，脏气不宣，肝受风邪，则为雀目，昼明夜晦，如雀瞑，便无所见也。

**疮痘眼病诸方**

**决明散**

治小儿瘆痘入眼。

决明子　赤芍药　甘草炙，各一分　瓜蒌根半两

上为末，三岁半钱，蜜水调下，食后。

**拨明散**

治小儿疮痘入眼，生翳。

桑螵蛸真者一两，炙令焦

上为末，麝香少许和齐，三岁半钱，米泔汤调下，食后。

**密蒙散**

治小儿疮痘并诸毒入眼。

密蒙花二钱半　青葙子　决明子　车前子各半钱

上为末，羊肝一片，破开作三片，掺药令脐，却合作一片，湿纸七重，煨于火中，熟，空心吃。

**通圣散**

治小儿疮痘入眼及生翳障。

白菊花　绿豆皮　谷精草去根，各一两

上为末，三岁一钱，干柿一个，生粟米泔一盏，共一处煎，候米泔尽，只将干柿去核食之，不拘时，一日可三枚，五七日可救。远者，半月余效。

**蛤粉散**

治小儿疮痘入眼。

谷精草　蛤粉各等分

上为末，三岁一钱，猪肝二两，批①开掺药，卷了青竹叶，裹麻皮缠定，水一碗，煮令熟，入磁瓶内熏眼，温取食之，日三服，十日退候。

**调肝散**

治小儿疮痘正盛，令不入眼。

生犀一钱，怀干　草龙胆半钱　黄芪生　石膏　瓜蒌根各半两　大黄生　甘草炙　桑白皮　钩藤钩子　麻黄去节，各一分

上㕮咀，三岁一大钱，水半盏，煎至三分，去滓，食后。

**蛇皮散**

治小儿疮痘入眼成翳。

瓜蒌根　蛇皮炙黄，各等分

上为末，三岁一钱，羊肝一片，批开入药末在内，用麻皮缠，米泔水煮热食之。又方蝉蜕为末，羊肝汤调下。

**蝉蜕散**

治小儿斑疮入眼半年以里者，一月取效。

① 批：剖。

羯羊角一分，末　猪悬蹄甲二两，罐子内盐泥固济，烧存性　蝉蜕一两，末

上为末，三岁一钱，猪肝汤调下，食后，日四服，一年外难治。

**浮萍散**

治小儿豌痘疮入眼疼痛，恐伤目。

上以浮萍草阴干为末，三岁一钱，羊肝一片，入盏内，杖子刺碎烂，入沸汤半盏，绞汁，调下，食后，三两服立效。

**鸡翎散**

治小儿斑疮入眼。

轻粉半钱　粉霜①一钱

上两味同研，地上用炭火三两块，倾在火上，急以碗盖之，频频揭碗看，才候无烟生即佳。揭用鸡翎扫碗内水银作一处，是一服。如人患左眼，倾入左耳内，患右眼倾入右耳，所患眼便开，得疮自愈。

**兔肝丸**

治小儿斑疮入眼，虽赤白障遮交眼睛，但得瞳子不陷，皆可治。

黄柏去皮　石决明生用　苍术各半两

上为末，兔肝丸如小豆大，三岁十丸，米汤下，食后服。

**泻青丸**

治小儿赤眼多泪，睛疼心躁，并消热翳。

当归　龙胆草　川芎　防风　大黄　羌活　山栀子各等分。一方加甘草

上为末，炼蜜丸鸡头子②大，每服一丸，沙糖汤下。

---

① 粉霜：为轻粉的精制品，辛温，有毒。

② 鸡头子：芡实的别名。

**洗肝散**

治小儿肝热赤眼，肿痛多泪。又方，秋了芙蓉叶，为末，水调，贴太阳为妙。

芍药　羌活　防风　大黄　甘草各等分

上为末，三岁一钱，白汤下，食后。或用黑豆三四个同煎服。

**羌芍散**

治小儿肝脏壅热，眼生浮翳。

羌活　防风　山栀子各一分　甘草　芍花　白蒺藜炒，去皮，各半两

上为末，三岁半钱，蜜汤调下，食后，日三服。

**决明丸**

治小儿肝脏壅热生翳。

决明　车前子　大黄　芍花　川芎　宣连①　当归　紫参各等分

上为末，炼蜜丸如小豆大，三岁三十丸，灯心汤下，食后服。

**二草散**

治小儿疳眼，睛疼并赤眼肿痛。

甘草　龙胆草　当归　细辛各一分

上为末，三岁一钱，水半盏，沙糖少许，煎三分，去滓，食后服三丸。亦治疳热眼，若因泻痢后疳眼昏涩，大便不实者，六神丸、六甲丸并暖疳药。

**鸡肝散**

治小儿疳眼见明不得，不赤，不肿，不痛，但开眼不得者，此药

① 宣连：即黄连，出四川宣汉县者称宣连。

能治。

川乌头大者一枚，生去皮　坯子好者，一字

上为末，五岁儿一钱，雄鸡肝一具，净洗，去筋膜，竹刀子薄切开，掺药在内，箬①叶裹，麻皮扎定，用第二次米泔半钱，瓷器中煮熟，放冷，切作片子，空心临卧嚼吃，将煮肝汤送下。又有脑热闭目者，鼻内干燥，通顶散在第十八条下见之。

**还明饮**

治小儿至夜不见物，名雀目。

苍术一两，米泔浸，切，去皮　谷精草半两　黄芩　决明子　地肤子各一两

上为末，三岁一钱，水半盏，荆芥少许，煎三分，去滓，食后。

**还明丸**

治小儿疳眼，白膜遮睛并雀目。

夜明砂　井泉石　谷精草　蛤粉各等分

上为末，煎黄腊丸如鸡头大，三岁一丸，猪肝一片，切开安药在内，麻皮扎定，沙罐内煮熟，先熏眼后食之。

**合明散**

治小儿雀目，至夜不见物。

蛤粉　石决明　甘草各等分

上为末，三岁半钱，煮猪肝汁调下，食后。

**泉石散**

治小儿热疳，雀目，青盲，眼肿并疳眼生翳。

---

① 箬（ruò 若）：竹名，禾本科。

井泉石　大黄　栀子仁　石决明　芍花　甘草各等分

上为末，三岁半钱，煮猪肝汤调下，食后。

**神光汤**

治小儿脑热，疳热，闭目不开并脑疼。

上以川大黄一分粗末，水半盏，浸一宿，一岁分作两服，余滓涂顶上，干易之。第十八条上通顶散亦治。

## 论五脏有余不足病证并治法

### 心　脏

心有余，眠卧不安，面伏地睡，导赤散、洗心散。虚热则惊悸不安，宁心膏。小肠有热，或赤涩尿血，木通散。滑悸不安，宁心膏、泉石散、红龙散。心不足，惊悸，恍恍惚惚，忧愁不乐，面无颜色，宁心膏、安神膏。心有客热，则睡中语，导赤散、洗心散。

### 肝　脏

肝有余，目赤多怒，筋脉拘急，肝风亦然，或身热者，驱风膏并凉肝药。肝不足，视不明，两胁拘胀，面色青白，多恐悲泣，地黄丸。

### 脾　脏

脾有余，脾胃有热，不思乳食，或吐黄水，泻深黄色，实热也；或泻黄沫如蟹之吐沫，虚热也，皆食物不化。《宝鉴》云：胃受热，五谷不能实，先黄白散行其脏腑，后以五苓散；脾虚热，先五苓散，次黄白散，再五苓散，或少以益黄散。脾不足，脾胃经冷，不思乳食，哕吐清水，泻绿白色，食物不化，时复肚疼，或渴或不渴。巢氏云：小儿哕，由哺乳冷，冷气入胃，与胃气相逆，则胃气不通，致令哕也。钱氏云：泻青白，谷不化，脾胃冷。王氏云：宿食不消，脾胃冷也。益黄散两服，紫丸逐积，再益黄散。《千金》云：脾虚，腹胀，肠鸣，溏泻，食物不化，脾胃有积，不思乳食，或吐酸水，泻白腥酸，食物不化，伤食亦同。或腹痛，或不痛。《家宝方》云：吃物不消，是脾有积，紫丸逐下食积，益黄散补，或食不知饥饱并能食，而大便不化，是疳热积，益黄散汁吞紫丸，泻下后益黄散补并六甲丸。脾胃有风，不思乳食，呕吐涎沫，食物不化，大便杂色，泻久不定，定而复作，时多困倦。钱氏云：身温，风在脾，故大便不聚。先益黄散补脾，次宣风散逐去脾间风，再益黄散，并神宝丹及温惊药。又云：吐泻，乳不化，伤食下之。《素问》云：脾胃受湿，则水谷不分。川椒丸、五苓散。语人曰：五脏之病，何脾病之多也？盖脾土也，万物之发生，皆由于土，百病起因，皆是脾之受纳谷饮，占于诸脏，乃病之多也。

肺　脏

肺有余，咳嗽气急，痰实成块，泻肺散、褊银丸、珍珠丸下涎。肺不足，哽气喘息，嗽吐清涎，目胞浮肿，补肺散、人参丸。

肾　脏

肾有余，腹满肠泄，体重喘咳，小便黄色，牵牛散。疮疸变黑，气急，亦肾有余，百祥丸。肾不足，体重厥逆，腹大喘嗽，面无精光，好暗畏明，耳鸣声重，脑缝开，地黄丸。

**热凉病证**四十事

身热强直，欲作急惊，肝经风热，驱风膏、四顺饮，或加细辛，或加独活，兼用凉药。

身凉强直，欲作慢惊，肝经虚风，神宝丹、琥珀散、续命汤。若大便实，无虚证，驱风膏、琥珀散。

身热不食，脾胃热不能食，必大便坚或焦黄，四顺饮或洗心散、八正散。

身凉不食，脾胃虚，或因吐泻后，以益黄散并食药。或伤食不食，必爱哺与食药，如大便食不化，紫丸，下后补脾。

身热饮水，热在内，或中暑吐泻，渴者，五苓散、香薷散、白虎汤、甘露散。如大便坚，或寒邪所作，四顺饮。身热不渴，热在外，宜解表，薄荷散、麻黄黄芩汤。《活人书》云：身热不渴，表有热，小柴胡汤加桂。身热有渴，不吃水，但要汤者，是内寒故也，五苓散、姜枣煎，连进即退。

身凉饮水，因吐泻失亡津液，多与白术散。如大渴不止，龙涎散、藕浆散、鱼涎散择用之，或以四君子汤加诃子。

身热身黄，伤寒小便不利，必发黄，茵陈汤并煎茵陈汁调五苓散，三四服立效，有胃热发黄同上。第十二卷自有正方说候。

身凉身黄，泻黄散、凉疳药并三黄丸。如大便实，煎牵牛子汁吞下，与取食积药下之，后益黄散并参术散。

身热咳嗽，寒邪在表，无汗而嗽，五味子、麻黄汤、洗心散、润肺散，涎盛铁粉丸下之；嗽而有汗，羌活散、惺惺散、鼠粘汤，涎盛下之。有伤食嗽，其状嗽，呕吐痰涎、乳食，或夜间发热者，伤食也，食气冲肺，肺逆而嗽，珍珠丸下之。小儿嗽，此证多下之，立效，后参术散、人参丸更于嗽方中择用之。

身凉咳嗽，寒邪在肺，失解，润肺散、款冬散。胃冷嗽，喉中呀呷，乳食不化，此因胃寒肺冷，人参丸。又因久嗽咯脓血者，肺虚难治，补肺散、阿胶丸。如久嗽脓血，喘急声嗄，脓如黄疱，疮内脓者，必死。又一等因伤暖嗽，急咯血者，易治，柏枝散、犀角地黄汤。胃冷嗽不因伤风得，名胃嗽，藿香散。

身热喘急，麻黄杏仁汤、五味子汤、防己汤、润肺散。

身凉喘急，苏子阿胶散，甚者款气散、杏霜丸、人参丸。

身热有痰，小柴胡汤、生银丸、南星丸、生金丸。

身凉有痰，人参丸、黄龙丸、南星丸、生银丸。

身热夜啼，宁眠膏、大青膏、苏香丸、琥珀散。

身凉夜啼，安神膏、钩藤膏、琥珀散、苏香丸。

身热肚疼，四顺饮送妙丸子，其有疮疹，身热肚疼者，有方疮痘篇。

身凉肚疼，消食药、紫丸子，令微利后益黄散。

身热腹急，宣风散、牵牛散并子丑散。

身凉腹急，导气散、失肚丸、塌气丸、分气丸。

身热浮肿，宣风散、子丑散、椒目饮、商陆饮，后以益黄散。

身凉浮肿，如久泻痢浮肿者，女曲散、益黄散、五苓散。大便坚，金莲散。

身热呕吐，阴阳丸、玉散子。夏月，五苓散、黄龙丸。

身凉呕吐，妙丸子或感应丸，消食药微微逐下，后沉香散。

身热泄泻，黄龙丸、五苓散、香薷散、杏仁丸。

身凉泄泻，千金丸、益黄散、人参膏、川椒丸。

身热吐泻，五苓散、香薷散、黄龙丸、白虎汤。

身凉吐泻，千金丸、金粟散、消食丸、益黄散。

身热下痢，胃风汤、金粟散并如圣饮。

身凉下痢，小车丸、河胶丸、如圣膏、金粟散。

身热泻血，胃风汤、刺蓟汤、三效散、五倍丸。

身凉泻血，诃灰散、箬叶散、桂心散、三效散。

身热衄血，犀角地黄汤、青苔散并龙胆丸。

身凉衄血，柏枝散、柏皮散、龙胆丸。

身热吐血，黄芩膏、独金散、桂心散。

身凉吐血，桂心散、秦艽散、胶黄散、刺蓟散。

身热淋沥，玉浆散、立效散、八正散、桃胶丸。

身凉淋沥，龙香丸、桃仁丸、桃符丸。

身热自汗，麻黄散、参芪汤、鳖甲丸、粉汗丸。

身凉自汗，麦煎散、鳖甲丸、参术散、黄芪汤、粉汗散。

**自然生疳者有十**

久吐，久泻，久痢，久渴，久汗，久热，久疱，久嗽，久血，久淋。

此后并有疳病，生津液，四君子汤；治疳，香蟾丸。

# 卷第十

## 论小儿伤寒与时气同

夫小儿伤寒得之与大人无异，所异治者，兼惊而已，又多因夹食而得。《伤寒论》云：治法与大人一般，但小分剂，药性差凉耳。仲景云：冬受寒毒之气，即发者为伤寒。其寒毒藏于肌骨之间，至春而发者，为温病。至夏而发之者，为热病。又以冬气温，春气寒，夏气冷，秋气热，为之时气。《万全方》云：热病、伤寒、温病，时气传变无异也。凡时气者，四时之间有不正之气也，为春应暖而反寒，夏应热而反冷，秋应凉而反热，冬应寒而反温，非其时有其气，其气伤人则头疼壮热，咳嗽气粗，烦渴心躁，恍惚惊悸，传变与伤寒无异，俗呼谓天行者是也。治法亦同伤寒。《宝鉴》云：时气歌云：但作伤寒病治之。凡治伤寒，须辨表里，表里不分，汗下差误。古人曰：桂枝下咽，阳盛即毙；承气入胃，阴盛乃亡。① 孙真人云：汗下相反，其害甚速，如鱼出水，若蛾入汤。伤寒有里证，有表证，有半在表半在里，有表里两证俱见，有无表里证。在表宜汗，在里宜下，半在表半在里宜和解，表里俱见两证参详，无表里证大柴胡汤下。《应象大论》云：春伤于风，夏生飧泄，夏伤于暑，秋为疟疾。《金匮真言论》：夏暑汗不出者，秋成风疟。秋伤于湿，冬生咳嗽。《礼记·月令》云：孟秋行夏令，民多疟疾。冬伤于寒，春必温病。孙真人云：凡遇天行热病，因内热身黄，但用

① 桂枝……乃亡：语出《伤寒注·伤寒例》。

瓜蒂散，内鼻中，黄水出差，于后不患黄病。

## 辨手足三阴三阳

手三阳

太阳小肠　阳明大肠　少阳三焦

足三阴

太阴脾　少阴肾　厥阴肝

手三阴

太阴肺　少阴心　厥阴心主

足三阳

太阳膀胱　阳明胃　少阳胆

## 辨三阳受病诀诗

足太阳膀胱经

头疼腰脊痛，项强转筋难。

面赤心烦躁，尿清热恶寒。

足阳明胃之经

潮热时微汗，谵言卧不安。

尿红多粪结，饮水舌咽干。

足少阳胆之经

来往发寒热，口苦连唇舌。耳重胁胸疼，呕吐喉中噎。

## 辨三阴受病诀诗

足太阴脾之经

胸满腹膜胀，疼因冷气攻。

大便常自利，噎呕食难通。

足少阴肾之经

心烦但欲寐，或渴或自利。

欲吐吐难通，恶寒多恐悸。

足厥明肝之经

饥来不欲食，食则吐蚘虫。

渴泻心间痛，四肢冷似风。

其间有阴极发躁，阴证似阳，学者当以脉别之。诸数为热，诸迟为寒，无如此最验也。小儿有证，阴者即变为慢惊。今列阴证，摭①要识之。

**审验汗下**

《千金》云：阳盛阴虚，汗出即死，下之当愈；阳虚阴盛，下之即死，汗出即愈。身热憎寒，汗出阳虚，宜汗；身热潮热，汗出阴虚，宜下。

《调经论》云：阳虚则外寒，阴虚则内热，阳盛则外热，阴盛则内寒，以此别之。

不汗强汗，津液枯竭而死。

合汗不汗，窍闭闷绝而死。

不下强下，洞泄不禁而死。

合下不下，胀肿烦乱而死。

上件当审令的当行之。

可汗病证

恶寒者，不当风而憎寒；恶风者，当风而憎寒，皆属表。又庞氏云：大法春宜汗，秋宜下。

发热恶寒，身体痛而脉浮。凡伤寒发表，须当随轻重而汗，有发汗者，有和解者，兼四时发汗，亦自不同。春不可大发汗，以阳气尚弱，可用小柴胡汤之类。冬不可发汗者，以阳气伏藏，

---

① 摭：原作“庶”，据文义改。

不问伤寒、中风，并数用桂枝麻黄各半汤，或得少汗而解，或无汗自解，病势甚者，不拘此。夏月天气大热而脉洪大，宜正发汗，不可用麻黄桂枝热性药，须是桂枝麻黄汤加黄芩、石膏、知母、升麻。夏月有桂枝麻黄证，不加黄芩辈，服之转助热气，便发黄斑。太阴脉浮，少阴发热，亦须发汗。以上证候皆可汗。《脉经》云：汗不出，出①不至足者，死。热病得汗，大热不去者，死。

不可汗证

脉沉数细，热多寒少，脉微虚烦，腹间有动气，衄血、坏病已发汗，吐下不解，为坏病。

可下病证

不恶寒反恶热，手掌心并腋下濈濈②汗出，胃中干，燥粪结聚，潮热，大便硬，小便如常，腹满而喘，或谵言，脉浮而滑，或心胸连脐腹大段注闷③，腹中痛，坐卧不安，冒闷喘急极者，不候他证，便下之。凡大便秘，妨闷④，恐尚有表证者，亦须少少饮小承气汤，微解之。不可过多，令大泄也。若失下，则气血不通，四肢便厥，医人不识，反疑是阴厥，复进热药，祸如反掌，不可不察。

以上证皆可下。

不可下证

阳明病，自汗，若发汗，小便自利，不可下，宜蜜导法通。脉浮恶寒，脉虚不转，矢气，是腹中动气也，大便坚，小便数。



---

① 出：原脱，据《脉经·诊百病死生诀》补。

② 濈（jí 集）濈：汗出的样子。

③ 注闷：指脐腹之闷停住而不去。注，住也。

④ 妨闷：指阻滞闷胀。妨，阻碍也。

大便坚，小便少，未可攻之，恐津液还入胃，必先硬后溏也。小便如常，乃可攻之。当问其小便日几行，若本小便日三四行，今日再行，故大便不久出。今为小便数少，以津液当还入胃，故大便不久必通也。以上证候皆不可下。王氏云：伤寒有承气之戒。又问转药孰紧？答曰：大承气汤最紧，小承气汤次之，大柴胡汤又次之。仲景治法，荡涤热积，皆用汤液，不可用丸子。

下后忌补

孙真人云：服大承气汤，得利差，忌不可服补药，热气得补，复成更下之，是重困也。

可水不可水

凡病人非大渴，不可与冷水，若小渴，口燥咽干，小小呷滋润之。若大渴烦躁，能饮一升者，与半升，随力量多少，但减一半，若不与则无由作汗，干燥烦喘而死者多矣，但莫令足意饮也。若大汗将来，躁渴甚者，足意饮之，勿疑。常见人因渴饮水而得汗，见小渴遂强与之，致停饮心下，满结喘而死者，亦多矣。其热脉数，尚可作汗而解者，出于幸也。

可吐不可吐

胸膈痞满，痰壅寒碍，脉浮或滑，并宜瓜蒂散吐之。虚人当吐，不敢吐，宜枳实散。压气毒痰，水过则毒入胃，乃可微吐。枳实散，枳实为细末，每服半钱，米饮调下。

## 验阴阳二厥

凡阴阳二厥，各自不同。阳厥者，微厥却发热。若阴厥，即不发热，四肢逆冷，恶寒脉微而细，大小便滑泄。又一法，阳厥手掌中心温热，阴厥俱冷。

**验表里两证俱见**

伤寒表证当汗，里证当下，不易之法也。发表攻里，本自不同。甘遂、神丹不可合饮；桂枝、承气，安可并进？假令病人脉浮而大，是表证，当汗；其人发热烦渴，小便赤，却当下。此皆表里俱见，五苓散主之。假令伤寒不大便六七日，头痛有热者，是里证，当下；其人小便清者，知不在里，仍在表，当须发汗。此是两证俱见，即未可下，宜与桂枝汤。假令病人心下满，口燥不欲食，大便坚，脉沉细，是里证，当下；头痛汗出，微恶寒，手足冷，却当汗。此两证俱见者，仲景所谓半在表半在里是也，小柴胡汤主之。假令太阳病表证未除而医数下之，遂胁热而利，利不止，心下痞硬，仲景谓之表里不解，桂枝人参汤主之。假令本太阳病，医反下之，因而腹痛，是有表复有里，仲景用桂枝加芍药汤。痛甚者，桂枝加大黄。又云：太阳病，桂枝证，医反下之，利不止，脉促者，表未解，喘而汗出者，葛根黄连汤主之。以上仲景治伤寒有表复有里之法，学者当意推之。

**诀三伤寒诗**三首

验夹惊伤寒

颊赤身多热，心烦又畏寒。

唇红微有渴，惊哭睡难安。

验夹食伤寒

头痛并腹痛，呕逆又嗞煎。

脏腑腥酸臭，蒸蒸[①]热不眠。

---

① 蒸蒸：指持续（热）。

验单受伤寒

噬煎多困倦，身热燥皮肤。

鼻内流清涕，头疼嗽喘粗。

**用药治病法**

凡小儿单受伤寒，与升麻汤、惺惺散、小柴胡汤。如大便坚或焦黄，洗心散、四顺饮、八正散，兼疮痘皆可服。如夹食伤寒，法当以紫丸子逐食，后与加减惺惺散，果有食方可用，如无食证，欲利大便，宜汤液利之。若时行疮痘，兼有痘证，未可用丸子下之，且与消食药，随证调理。如夹惊伤寒，与红龙散、红莲散、红绵散、红桃散镇惊，叶①更于伤寒正方中对证择用之。





① 叶：疑为衍字。

# 卷第十一

## 伤寒诸方上

### 桂枝汤

治太阳中风，阳浮而阴弱。阳浮者热自发，阴弱者汗自出，啬啬恶寒，翕翕发热，鼻鸣干呕者。

桂枝一两半，去皮　芍药一两半　甘草一两，炙　生姜一两半　枣子六枚

上为饮子，每服三钱，水一盏，煎至八分，去滓，大小加减服。须臾歠①热粥一盏，以助药力，温覆令一时许，通身漐漐②微似出汗者佳。加减桂枝汤，向西北二方居人，四时行之，无不应验。江淮间唯冬及春可行之，自春末及夏以前，桂枝证加黄芩一分，谓之阳旦汤。夏至以后有桂枝可加知母、石膏各半两，或加升麻一分，若病人素虚寒者，正用古方，不再加减也。或曰：桂枝最难用，虽云表不解，脉浮可发汗，宜桂枝汤，须是病人常自汗出，小便不数，手足温和。如手足指梢作微冷，少顷却温，身虽微似烦而又增寒，始可行之。若病人身无汗，小便数，或手足冷，不恶寒者，忌不可行桂枝汤也，仍有桂枝证，服无桂枝证者，尤不可再与。

### 麻黄汤

治伤寒头疼发热，身痛恶风，无汗喘满。又治太阳病，脉浮紧，

① 歠（chuò 啜）：饮，喝。
② 漐漐：小雨不辍貌。形容微汗，皮肤潮润。

无汗发热，身疼痛，八九日不解，表证仍在，此当发其汗。服药已微除，其人发烦目瞑，剧者必衄，衄乃解。所以然者，阳气重故也。

麻黄一两半，去节　桂枝一两　甘草半两

上㕮咀，每服三钱，水一盏，煎八分，去滓，大小加减服，覆取微汗，不须吃粥。加减法，夏至后须加知母半两，石膏一两，黄芪一分。盖麻黄汤性热，夏月服之，有发黄斑出血之失。凡伤寒热病，药性须凉，不可太温，唯冬及春并病人素虚寒者，乃用正方，不在加减也。

**桂枝麻黄各半汤**

治太阳病，得之八九日，如疟状，发热恶寒，热多寒少，其人不呕，清便欲自可，一日二三度发。脉微缓者，欲愈也；脉微而恶寒者，此阴阳俱虚，不可更发汗，更吐下也。面色反有热者，欲未①解也，以其不能得小汗出，身必痒。

桂枝八钱一字，去皮　芍药　生姜　甘草　麻黄去节，以上各半两　杏仁十二个，去皮尖　大枣二个

上为末，每服三钱，水一盏，煎八分，去滓，量大小加减，温服。

**大青龙汤**

治太阳中风，脉浮紧，发热恶寒，身疼痛，不汗出而烦躁者宜用。若脉微弱，汗出恶风，不可服，及治伤寒脉浮缓，身不疼，乍轻乍重，少阴证者②。

麻黄三两，去节　桂枝一两，去皮　甘草炙，一两　杏仁二十个，去皮尖　大枣五个　生姜一两半　石膏加半鸡子大

上㕮咀，水一盏，煎七分，去滓，每服三钱，汗出为度，

---

① 欲未：《伤寒论·辨太阳病脉证并治》作“未欲”。

② 少阴证者：《伤寒论·辨太阳病脉证并治》作“无少阴证者”。

量大小加减服。

**小青龙汤**

治伤寒温疫，表未解，恶寒体热，水停心下，干呕发热，咳嗽喘急及主肺胀胸满，鼻塞清涕，咳逆上气，喘鸣迫塞。仲景曰：治表不解心下有水气，干呕，发热而嗽，或渴或利，或小便不利，或噎，小腹满，喘者主之。

麻黄三分，去节。微利者，去麻黄加荛花，如弹子大，炒令赤色。若噎者去麻黄加附子半钱，炮。若小便不利，小腹满者，去麻黄加茯苓一两。若喘者，去麻黄加杏仁三分，去皮尖用　赤芍药三分　半夏三分，泡。若渴者，去半夏加瓜蒌根三分　细辛　干姜　甘草炙　桂枝去粗皮，各三分　五味子半两

上㕮咀，每服三钱，水一盏，煎七分，去滓，加减服。

**麻黄杏子汤**

治伤寒饮水过度，水停心下，故喘。又水入肾，亦喘。喘高者死。谵语直视而喘者，亦死。发汗后，不可行桂枝汤。汗出而喘，无大热者宜用。

麻黄一两，去节　杏仁一两，去皮尖，麸炒　甘草半两，炙　石膏一两

上㕮咀，每服三钱，水一盏，煎七分，去滓，加减服。太阳病下微喘，表未解，桂枝汤加厚朴六钱，杏仁五十个。

**五味子汤**第十六卷亦有喘方

治伤寒喘促，脉伏而厥。

人参一分　五味子半两　麦门冬一分，去心　橘皮一分　杏仁一分，去皮尖，炒　生姜一分　枣子五个

上为饮子，水一盏，煎至七分，加减服。

**防己散**

治伤寒喘急及诸病喘促。

防己　人参各等分

上为末，三岁一钱，桑白皮汤调下，无时。

**防己汤**

治伤寒喘促及久年喘急。

防己二两　诃子炮，用肉　麻黄不去节　杏仁去皮尖，麸炒，三味各一两

上㕮咀，水煎，临熟入腊茶少许，再沸去滓，大小加减服之。

**黄连葛根汤**

治太阳病，桂枝证，反下之，利遂不止，脉促，表未解，喘而汗出者。

黄连三分　葛根二两　黄芩三分　甘草半两，炙

上㕮咀，每服三钱，水一盏，煎七分，去滓，加减服。

**桂枝人参汤**

治太阳病，表证未除，而医数下之，遂①协热而利，利下不止，心下痞硬，仲景谓之表里不解。

桂枝一两三分　人参一两　白术　干姜各一两　甘草一两三钱，炙

上㕮咀，以水煎，去滓，加减服，日二夜一服。

**桂枝加芍药汤**

治太阳病，反下之，因腹痛是有表，复有里，宜服。痛甚者，桂枝加大黄汤。

桂枝一两半　芍药三两半，利者先煎三四沸　生姜一两半　大枣六枚　甘草一两，炙

上㕮咀，水煎，加减服。痛甚者加大黄，大实痛者加一两

① 遂：原脱，据《伤寒论·辨太阳病脉证并治》补。

半，羸者减之。

**桂枝加大黄汤**

治同前。

桂枝三分，去皮　芍药一两半　甘草炙，半两　大黄半两，大实痛者加①半两，羸者减之

上㕮咀，入姜、枣同煎，加减服之。

**葳蕤汤**

治风温、冬瘟及春月中风、伤寒，发热头疼，咽干舌强，胸腹满，腰脊强。

葛根半两　葳蕤三分　石膏一两　白薇　羌活　麻黄　川芎　杏仁泡，去皮尖　甘草炙，各半两　青木香一分，初春用半两，寒热加②芒硝、大黄

上㕮咀，每服三钱，水一盏，煎至八分，日三服。

**大承气汤**

治阳明病不吐而烦者宜服。阳明病，脉迟，虽汗不恶寒，体重腹满而喘，有潮热，可攻其里，手足濈濈汗出，为大便已坚，宜服之。阳明病其人多汗，津液外出，胃中干燥，大便必坚，坚者，必谵语，宜服之。阳明病，发作有时，汗不解，腹胀痛，宜服。阳明少阴合病，自利，脉浮者，顺滑而数者，有宿食，宜服之。少阴病，口燥舌干，宜服之。少阴病，脉细沉数，病在里，不可汗，宜服之。少阴病③，腹满不大便者，宜服之。

大黄半两，微炒　厚朴一两，制　枳实一个，麸炒　芒硝

上为饮子，白水煎，临熟入芒硝，再沸，去滓，加减服。

① 加：原脱，据上文补。
② 加：原作“如”，据上下文改。
③ 病：原脱，据上下文补。

## 小承气汤

治太阳病，吐下后发汗而微烦，小便数，大便坚，宜服。阳明病，若出汗多而微寒，为外未解，无潮热，不可与之，若腹满不大便，可小小与之。

大黄一两，微炒　厚朴半两，制　枳实一个，大者，炙

上㕮咀，同煎。阳明病潮热，大便微硬，可与大承气汤，不硬者不可与之。若不大便六七日，恐有燥屎，欲知之法，少与小承气汤，汤入腹中转矢气者，此有燥屎也，乃可攻之。若不转矢气者，必头硬后溏，不可攻之，攻之必腹满不能食也。欲饮水者，与水则哕，其后发热者，必大便硬而少也，以小承气汤和之，不转矢气者，忌不可攻也。夫实则谵言，虚则郑声。郑声者，重语也。直视谵言喘满者，死。下利者，亦死。发汗多，若重发汗者，亡阳。谵言脉短者，死脉，和者生。伤寒若吐下后不解，不大便五六日以上至十余日，日晡时发潮热，不恶寒，独语如见鬼状，若剧者发则不识人，循衣摸床，惕而不安，微喘直视，脉弦者生，涩者死。微者，但发热谵言者，大承气汤主之。阳明病多汗，以津液外出，胃中干燥，大便必硬，硬则谵语，小承气汤主之。若一服利者，止后服。

## 调胃承气汤

治伤寒发汗后恶寒，虚也；不恶寒，但热者，实也，当下之；伤寒十三日，过经谵语者，当下之。若自利者，脉当微厥，反和者，此为内实，当下之。太阳病，经十余日，心下温温欲吐，而胸中实，大便溏，腹微满，郁郁微烦，当下之。太阳病三日，发汗不解，蒸蒸热者，当下之。

大黄一两，炒　芒硝九分　甘草半两，炙

上㕮咀，同前法煎，加减服。

## 大柴胡汤

治阳明病，外证身热，汗出而不恶寒，但恶热，宜服。阳明病，脉迟，发热头眩，小便难，此欲发疸，必小腹满，宜服。阳明病，胁下硬满，大便秘而呕，口燥，宜服。阳明病，中风，其脉浮大，短气心痛，鼻干嗜卧，不得汗，一身尽黄，小便难，有潮热而哕，宜服。伤寒三日，少阳受病，口干燥目眩，宜服。少阳病，胁下坚满，干呕不食，往来寒热，若未吐下，其脉沉紧，宜服。少阳病，若已吐下发汗，谵语者，宜服。少阳中风，两耳无所闻，目赤，胸中满而烦，不可吐下，吐下则悸而惊，宜服。少阴病，恶寒，时时自烦，不欲厚衣，宜服。少阴病，利清水，色青者，心下必痛，口干燥者，宜服。伤寒六日，阳脉涩，阴脉弦，当腹中急痛，宜服。伤寒六日，下之胸满烦惊，小便不利，谵语，一身不可转侧，宜服。伤寒发热，汗出不解，心下痞硬，呕吐不利；伤寒十余日，热结在里，往来寒热及阳明病汗出谵语，腹中满痛，并阳明少阴合病，下利脉滑而数；伤寒六七日，目中不了了，睛不和，无表里证，大便难，身微热；七八日脉浮数，病人烦热汗出，解后又如疟状，日晡发潮热，脉滑者，宜服之。

柴胡二两　枳壳半两，麸炒　黄芩　大黄　半夏泡　赤芍药各一两

上㕮咀，生姜、枣子煎，加减服之。

## 小柴胡汤

治太阳病，十日已去，脉浮细而嗜卧者，外已解，设胸满腹痛，宜服。伤寒五六日，中风，往来寒热，胸胁苦满，默默不欲食，心烦喜呕，或胸膈烦而不呕，或渴，若腹中痛，或胁下痞硬，或心下悸，小便不利，或不渴身微热，或咳者，宜服。血弱气尽，腠理开，邪气因入，与正气相搏，结于胁下，邪正分争，往来寒热，休作有时，脏腑相连，其痛必下，邪高痛下，故使呕也，宜服。伤寒五六日，身热恶风，项强，胁下满，手足温而渴，宜服。伤寒五六日，头汗出，微

恶寒，心下满，不欲食，大便硬，脉细者，为阳微结，必有表，复有里也。脉沉，亦在里也。汗出，为阳微；假令纯阴结，不得复有外证也，悉在里，此为半在表半在里也，脉虽沉紧，不得汗，非少阴病。所以然者，阴不得有汗，今头汗出，故知非少阴也，宜服。设不了了，得粪而解。阳明病，发潮热，大便溏，小便少，胸胁满，宜服。阳明病，胁下硬满，不大便而呕，舌上白者，宜服。阳明中风，脉弦浮大而短，气促，腹满，胁下及心下痛，久按之气不通，鼻干，不得汗，嗜卧，一身及目悉黄，小便难，有潮热而呕，耳①前后肿，病过十日，脉续浮，宜服。伤寒温疫，身体壮热，头痛项强，腰脊四肢烦疼，胁下牢满，干呕逆，不能饮食，及病差后，往来寒热，痰实呕逆，肌体羸瘦，倦怠少力。《活人书》云：身热不渴，表有热，小柴胡加桂。阎氏云：小柴胡汤，治疮痘甚验。

柴胡二两　黄芩　人参　甘草炙，各三分　半夏一两半，泡　生姜三分　大枣十枚

上为饮子，加减煎服，孙兆改名黄龙汤，近世此药盛行，患伤寒不问表里阴阳，皆令服之，甚误矣。此药《伤寒论》虽主数十证，其间有二证不可服，有五证最的当，服之必愈。不可服者有二证，一者因渴饮而呕，二者身不温热，当识此二证明矣。可服者五证，一者身热中心逆或呕逆，二者寒热往来，三者潮热，四者心烦，胁下满，或渴或不渴，五者伤寒已差后更发热。此五证但有一证，更勿疑，便可服之，必差。余证候仔细详方证及脉候，相当方可用，不可一概用也。世人但知小柴胡汤治伤寒，不问何证，便服之，反有所害，缘此药稍寒也。唯此五证按而行之，庶无失也，不可不察也。本方更有加减法，虽不在此五证内，用之亦效，今亦载于此。若胸中烦而不呕，

① 耳：原作“身”，据《伤寒论·辨阳明病脉证并治》改。

去半夏，加人参、瓜蒌根各一两。腹中痛去黄芩，加芍药三分，极有效，常时腹痛亦疗。胁下痞硬，去大枣，加牡蛎一两。若心悸小便不利，去黄芩，加茯苓一两。若不渴外有微热，去人参，加桂枝三分，温覆微汗愈。若咳，去人参、大枣，加五味子半两，干姜半两。元祐二年时行，无大小皆咳，服此皆愈。常时上壅痰实，只依本方，食后临卧服，甚效。赤白痢尤效，痢中药无如此验。盖痢多因伏暑，此药极解暑毒，凡伤寒之人，审是暑渴，不问是何候，连进数服即解。

**栀子仁汤**

治阳明病，脉浮，咽干口苦，腹满汗出而喘，不恶寒反恶热，心躁谵语不得眠，胃虚客热，舌燥，宜服。阳明病下之，其外有热，手足温者，心中烦壅，饥不能食，头有汗，宜服。伤寒六日，发汗吐后，虚烦不得眠，剧者心神颠倒，宜服。伤寒六七日，大下之后，身热不去，心中结痛，此为欲解，宜服。

栀子仁　甘草炙，各一两

加香豉一两，名栀子豉汤。

上为末，每服三钱，水一盏，豆豉五十粒，煎七分，去滓，温服。

**白虎汤**

治伤寒，脉滑而微厥，表里有热，三阳合病，腹满身重，难以转侧，口中不仁，面垢，谵语，遗尿，发汗则谵语，下之则额上生汗，手足逆冷。自汗出，并宜服之。服桂枝汤后，大汗出，烦渴不解，脉洪大；伤寒若吐若下后，七八日不解，热结在里，表里俱热，时时恶寒，大渴，舌上干燥而烦，欲饮水数升；伤寒无大热，口干燥渴，心烦，背微恶寒，渴饮水，无表里证者，并宜白虎汤加人参汤。脉浮发热，无汗不可服，诸亡血不可服。《活人书》曰：脉厥而滑，里有热，白虎加人参。《广济》云：伤寒及温热病，脉大洪，憎寒壮热，烦躁欲饮水及夏月伤暑，发热恶寒，身体疼重，大渴不止，躁烦汗出，脉细小，手足微冷，并时疾未经转泻，胃热发斑，兼痘疱麸疹，天行后余热不解，但是一切伏热并可服①。董氏云：小儿疮痘，其证未全，或未明者，与白虎汤。如秋冬入春寒，未用白虎汤之时，但加枣叶煎，不必拘常法。

知母一两半　甘草半两　粳米一合半，一方用八钱

上㕮咀，白水煎，加减服。加人参半两，名白虎加人参汤。又方加石膏四两。

**竹叶石膏汤**

治伤寒解后，虚羸少气，呕逆欲吐；及虚烦似伤寒，身热烦躁，头不痛，身不疼，脉不紧数；兼治中暑渴烦，吐逆脉数。

淡竹叶半钱　甘草半两，炒　石膏四两　半夏三两　麦门冬二两　人参半两

上㕮咀，入粳米，加减服。呕者加生姜两半，水煎。

**五苓散**

治伤寒、温热病常欲饮水，水入便吐，水停胸腹不下，痞闷，小便不利，欲出汗而昏躁及霍乱吐泻。太阳病，发汗后，大汗出，胃中干燥，烦躁不得卧，欲得饮水，少少与之，令胃和则愈。若脉浮，小便不利，微热，消渴；及发汗，脉浮数；中风发热，身疼热，多饮水，并宜服之。

泽泻一两一分　白术　白茯苓　木猪苓去皮，各三分　桂心半两

上末一钱，白汤调服，欲饮水者，新汲水调，但多服汗出立愈。伏暑饮水多，心腹胀闷，吐泻者，服之立效。五苓散最治小儿吐逆，亦治肿，甚效。有身热多渴，只吃汤者，是内寒，

---

① 广济……可服：语出《幼科类萃》卷十五。

宜煎服之。

**猪苓汤**

治伤寒、温疫脉浮，发热，渴欲饮水，小便不利，属阳明病。少阴病，下利六七日，咳而呕渴，心烦不得眠，宜服。

猪苓　茯苓　阿胶　滑石　泽泻

上等分，㕮咀，白水煎，去滓，入胶再煎烊，加减服。

**知母麻黄汤**

治伤寒差后，或十数日或半月二十日，终不惺惺，昏沉似失精神，言语错缪，又无寒热，医者或作鬼祟，或作风疾，多治不差。或朝夕潮热颊赤，或有寒热似疟，都是发汗不尽，余毒在心包络间所致。

知母一两半　麻黄去节　甘草　赤芍药　黄芩各半两　桂枝半两，暑月减半

上㕮咀，白水煎，加减服，连进三服，温覆令微汗。若心烦不得眠，欲饮水，当少少与之，令胃中和即瘥。未汗再服，一法小柴胡汤、牛黄清心丸尤佳。

**双解散**

治伤寒头痛，口干烦满，腹胀身热，不食谵语，耳聋囊缩而厥，水浆不入，不知人者，难治。五脏已伤，六腑不通，荣卫不调，如是者三日死。治法当表里俱救。

茵陈　麻黄去节　大黄煨　石膏

上等分为末，荆芥茶调下，加减服之。

# 卷第十二

## 伤寒诸方下

### 龙肤散

治小儿伤寒、瘟疫，身热昏睡，气粗风热，痰实壅嗽，惊风潮搐，中暑冒闷。

天南星牛胆制者，如无，只依红莲散内制，用八钱　雄黄　甘草各半钱　天竺黄二钱　朱砂　麝香各一钱

上为末，三岁儿一字，薄荷汤调下。中暑烦闷，雪水调下。

### 红莲散

治小儿夹惊伤寒，咳嗽气急，体热惊悸，和顺疮痘。

南星一两，姜汁一小盏，浸一夕煮干；皂角水一盏，浸一夕煮干；荆芥水一盏，浸一夕煮干，再焙　朱砂二钱　麝香一字　脑子少许　一方用天麻一钱

上为末，三岁儿抄一字，薄荷汤调下。

### 红龙散

治小儿夹惊伤寒，颊赤气粗，睡卧不安，及治惊热潮热，小便不通，服之甚效。

桂府滑石一两半　海金沙半两　生朱二钱　脑麝各半字

上为末，灯心汤调下，三岁一字。

### 红桃散

治小儿夹惊伤寒，头疼壮热，涎盛，惊悸多哭，气粗心烦。及治气壅，隔①节不通。

---

① 隔：通“膈”。《管子·水地》：“脾生隔，肺生骨。”

石膏　寒水石各一两　朱砂二钱　脑麝各半字

上为末，灯心汤调下，大小加减。

**红绵散**

治小儿夹惊伤寒，头疼壮热，心烦气粗，惊悸。

天麻　白附子　全蝎　僵蚕炒，去丝，去嘴　大黄炮　麻黄去节　甘草炙　苏木炒　朱砂一方不用　南星泡，七次

上等分为末，每服半钱，绵少许，水半盏，煎三分。

**洗心散**

治小儿遍身热，头目碎痛，背膊拘急，大热上冲，口苦唇焦，夜卧舌干，咽喉肿痛，涕唾稠黏，痰壅气粗，乳食不进，心神躁热，眼涩睛疼。伤寒鼻塞，四肢沉重，语声不出，百骨节痛，大小便不利。麸疮痘疹，时行瘟疫，狂语多渴及治天吊惊风。

大黄　甘草　当归　赤芍药　荆芥各四两　白术一两　麻黄去节，七两。《活人书》用四两

上为末，三岁一钱，水半盏，生姜、薄荷煎服。

**薄荷散**

治小儿夹惊伤寒，头疼壮热，嗽涎鼻塞及时行疮痘已发、未发皆可服。

薄荷叶　白附子　天竺黄　甘草各半两　麻黄去节　僵蚕各一两　羌活　蝎各一分，去毒

上为末，薄荷茶清调下。

**四顺饮**

治小儿血脉壅实，脏腑生热，颊赤多渴，五心烦躁，睡卧不安，四肢惊掣及因乳哺不时，寒温失理，令儿血气不和，肠胃不调，或温壮连滞，或壮热不歇，欲发惊痫，并积潮热，疮痘发热，并解毒及痘毒、痘后眼赤翳障，身疼痈肿。头痛加川芎，增损方法随方用，寻常只用本方。又治风热结核，头面生疮疖，目赤咽痛，一切壅滞，并宜服之。

当归体骨多热、多惊，倍用　大黄蒸二次，久，小便赤少，大便多热，倍用　甘草热则生用，寒多泄多，焙①用　赤芍药多热，多惊，便赤黄，倍

上等分，㕮咀，三岁一大钱，水半盏，煎三分，去滓服。《本草》云：治时气发豌豆疮，川大黄微炒，水煎去滓服。

**四皓饮**

治小儿伤寒，头疼发热，心躁。

大黄　川芎　甘草　荆芥各等分

上㕮咀，白水煎，去滓，量大小加减服。

**八正散**

治小儿伤寒壮热及潮热积热，斑疮水痘，心躁发渴，大便不通，小便赤涩，口舌生疮。

大黄　栀子　木通　滑石　甘草炙　瞿麦　车前子炒，各半两　地萹蓄一两

上为粗末，水煎去滓，量大小加减。疮痘中加紫草，煎服无时。

**防风汤**一名连翘饮

治小儿伤寒及诸热，兼治疮痘入目生翳。

防风　连翘　山栀　甘草

上等分，㕮咀，三岁一钱，水半盏，煎三分去滓服。

**十物升麻汤**

治小儿伤寒变热毒病，身热面赤，口干烦躁，心腹坚急，大小便不利，或口舌生疮，或因壮热，四肢挛搐作惊痫候，时发时省，省后身热如火者。

升麻　白薇　麻黄去节　葳蕤　甘草各半两　黄芩一两　朴

① 焙：《普济方·婴孩诸热疸肿门》作“倍”。

硝　大黄　钩藤各一两　柴胡半两

上为粗末，三岁一钱，水半盏，煎三分，临熟入硝再煎服。

**惺惺散**

治小儿伤寒鼻塞，发热惊悸，头痛咳嗽，时行疮疸。凡寒热，不问伤风、风热，先与此药数服，往往必愈。

人参　细辛　甘草炙　白术　桔梗　白茯苓　瓜蒌根一方加川芎

上等分为末，每服一钱，水半盏，生姜、薄荷煎，加减服。

**麻黄黄芩汤**

治小儿伤寒无汗，头疼发热，恶寒，并天行热气，生豌豆疮不快，烦躁昏愦，或出疮疸，身疼体热者。

麻黄一两，去节　黄芩　赤芍药　甘草　桂枝去皮，以上各一分

上为末，沸汤调下半钱，或作饮子，水煎亦得。

**加减惺惺散**

治同前。

苍术茆山①者　川芎　细辛　羌活　防风　白芷　瓜蒌根　甘草　赤芍药　桔梗　麻黄去节　荆芥　当归　薄荷

上等分，为末，依前法煎服。

**三和汤**

治小儿伤寒，鼻塞声重，痰嗽体热，烦躁。

麻黄三两，去节　杏仁二两，去皮尖　甘草一两，炙

上为末，每服一钱，水半盏，煎三分，热服，进三服。葱粥投之，衣被盖汗出，立差。

**升麻汤**

治小儿中风头疼，憎寒壮热，肢体疼痛，鼻干不得睡。兼治疮

① 茆山：地名，钱塘以南有茆山。《普济方·婴孩伤寒门》作“茅山”。

痘，已发、未发皆可服。兼寒暄不时，人多疫疾，乍暖脱着及暴热之次，忽变阴寒，身体疼痛，头重如石，加黄芩，名曰升麻黄芩汤。治伤风头疼发热，恶寒自汗，时行疮痘出不快，加大青等分，治身热风疹，天行热疾。

甘草　白芍药　升麻　干葛

上等分，㕮咀，三岁一钱，水半盏，煎三分，去滓服。

**水解散**

治小儿天行时气，疮疱，身体壮热，头疼烦渴心躁，或已[①]出尚热。

麻黄去节，四两　大黄　黄芩　桂心　甘草　白芍药各等分

上为末，熟水调下，连二服，汗出为差，或利亦效。此调风实之人，三伏中亦宜用。若去大黄，春夏宜用。

**时雨散**

治小儿春冬伤寒，发汗极效，冬春及夏初行之甚效。

苍术四两　甘草　麻黄去节，各二两　猪牙皂角四挺

上㕮咀，水煎，去滓，盖被汗出立效。但是时行寒疫，皆宜服。如时气脑热，头疼不止，朴硝水调涂顶上。

**蜜导法**

治小儿大便结热不通。

上以蜜不拘多少，铜器中微火煎之，稍凝如饴糖状，搅之勿令焦，并手[②]捻作挺，如指许，长一寸以上。当热时急作，令两头尖，内谷道中，以手急抱，欲大便时去之。

**论斑毒**

夫斑毒有二证，有温毒发斑，有热毒发斑。温毒发斑，因

① 已：原脱，据《普济方·婴孩伤寒门》补。
② 并手：原作“可元”，据《伤寒论·辨阳明病脉证并治》改。

冬月触冒寒毒之气，至春始发。热毒发斑，因夏月触冒暑毒，发汗已，经汗下热即发。大抵斑毒，四时感于乖戾之气，或未发汗下，热毒不散，表虚里实，血涩不行，故遍身发出斑及瘾疹如锦文。巢氏云：发斑不可用表药。

**斑毒诸方**

**犀角地黄汤**

治小儿伤寒及瘟病，应发汗而不解，内有瘀血者及鼻衄吐血不尽，内余瘀血，大便黑者。此方消化瘀血，兼治疮疹出得太盛。

赤芍药三分　生干地黄二两　牡丹皮一两　犀角一两，如无，升麻代

上㕮咀，三岁一钱，水半盏，煎三分，去滓，加减服。

**黑膏子**

治小儿初春，病人肌肉发斑瘾疹如锦纹。咳嗽心闷，但呕者，此名瘟毒，也宜服之。

生干地黄半斤　好豉一升

上二味以猪膏二斤合研绞汁，用麝香、雄黄和服，毒便从皮肤中出则愈。忌芜荑。

**葛根橘皮汤**

治小儿冬寒未即病，至春积寒所折，不得发，至夏得热其寒解，冬瘟始发，肌中斑烂瘾疹如锦纹而咳，心闷，但呕清汁者，宜服。

葛根　橘皮　杏仁去皮尖，炒　知母　黄芩　麻黄　甘草炙，各半两

上㕮咀，白水煎，加减服。

**大青四物汤**

治小儿伤寒热病十日以上，发汗吐下后，热不除，身上斑出。

大青四两　阿胶炒，一两　甘草炒，二两　豉四两

上㕮咀，白水煎，加减服。

**团参汤**

治小儿伤寒发汗、吐下后毒气不散，表虚里实，热发于外，故身斑斑如锦纹，甚则烦躁谵语，兼治喉闭肿痛。

团参　升麻　甘草

上等分，㕮咀，白水煎，加减服。

## 论阳毒

夫阳毒伤寒者，盖言阳气胜而为毒害，其脉浮大而数，身重头疼，面赤有斑，斑如锦纹，狂言见鬼，咽喉肿痛，下痢脓血，五日可治，七日不可治。

## 阳毒诸方

**阳毒升麻汤**

治小儿伤寒一二日便成阳毒，或吐下之后变成阳毒，腰背痛，烦闷不安，面赤狂言，狂走，或下痢，或见鬼，脉浮大数，发斑如锦纹，咽喉痛，下脓血，并宜服之。

升麻三分　犀角屑　射干　黄芩　人参　甘草各等分

上㕮咀，水煎并进三服，温覆手足汗出则解，未愈再服。

**大黄散**

治小儿阳毒伤寒未解，热结在内，恍惚如狂。

大黄一两半　桂心三分　甘草　木通　大腹皮各一两　芒硝七两　桃仁二十一粒，去皮尖，麸炒

上为末，白水煎服，通利为度。

**龙胆散**

治小儿伤寒阳毒，毒气在脏，狂言妄语，乱走。

草龙胆一两　铁粉二两

上为末，磨刀水调下，十二三小儿多有此病。

## 论发黄

夫发黄皆由寒温之气，蕴结在于脾胃，蒸发而成也。阳明病无汗，小便不利，心中热壅，必发黄。凡发黄，其寸口无脉，鼻气冷，并不可治。巢氏曰：凡黄发而下痢，心腹满者，必死。诊其脉沉细者，亦死。又有百日半岁小儿，非伤寒、瘟病而身微黄者，亦是脾胃热，忌不可灸也，灸之则热甚，此是将息①过度所为。微薄其衣，数与除热粉散粉之自歇，不得妄与汤药及灸。

## 发黄诸方

### 茵陈汤

治小儿阳明病，发热汗出者，此为热越，不能发黄也。但头汗出，身无汗，剂颈而还，小便不利，渴欲饮水者，此为瘀热在里，必发黄。伤寒七八日，身黄如橘色，小便不利，腹满者，并主之。

山茵陈　栀子仁　川大黄

上等分，㕮咀，水煎，加减服，日进三服，小便当利，尿如皂荚汁状，色正赤，一宿腹减，黄随小便中去也。

### 栀子柏皮汤

治小儿伤寒，身黄发热。

栀子仁十五个　甘草一两，炙　黄柏二两

上㕮咀，白水煎，加减服。

### 连翘赤小豆汤

治小儿伤寒发黄，身热。

麻黄去节　连翘　甘草炙　生姜　赤小豆　生梓白皮各二两　杏仁四十一个　大北枣十二个

---

① 将息：调理。

上㕮咀，白水煎。又一方生小麦苗捣汁服之，立效。

**犀角散**

治小儿黄疸，一身尽黄。

犀角一两　茵陈　瓜蒌根　升麻　龙胆草　甘草　生地黄各半两　寒水石二分

上㕮咀，白水煎。一方治小儿忽发黄，面目皮肉须尽黄，瓜蒌根汁和蜜服。

**瓜蒂散**

治小儿三岁忽发，心满坚硬，脚手心热，则变为黄病，不急治杀人。

瓜蒂七个　赤小豆七粒　秫米七粒

上为末，用一豆许，吹两鼻内，令黄水出，残药未尽，水调服之，得吐黄水，即差。一方瓜蒂一两，赤小豆四两为末，每服一钱，温水调服，药下便卧，即当有吐，以吐为度，吐出青黄汁为妙。若小病不除者，次日如前法更服，可再三，不令虚也。药力过时，不吐即服热汤一盏以助药力。若服药过多者，饮冷水解之。又方，瓜蒂、炒赤小豆各等分，为末，三岁半钱，浓豉汁调下，温服不吐，少少加，得吐而止，虚人不可用。

# 卷第十三

## 论随宜用药

释经曰：火气不调，举身蒸热；风气不调，令身强直；水气不调，身体浮肿；土气不调，四肢不举。凡小儿之疾，多因风热不顺，乳气不调，致生诸病，治之当察理而行之。夫疗寒以热药，疗热以寒药，饮食不调以吐下药，鬼注蛊毒以蛊毒药，痈肿疮瘤以疮瘤药，风湿以风湿药，治者各随所宜。





### 诸热总论

夫热者，有潮热、惊热、夜热、余热、食热、疳热、壮热、烦热、积热、风热、虚热、客热、癖热、寒热、血热、疹热，十六者大同而小异，故必有所因也。凡人之热，必乘阳邪而发。经云：邪之所凑，其气必虚。留而不去，其病则实。邪正分争，客搏于皮肤，或恍惚而啼叫，或闷乱而喘粗，其变多端，或在表，或在里，或似实而似虚，或半表而半里，半实而半虚，皆由血气盛实，脏腑生热，阴阳气交，熏蒸于外，致令身热。若夫潮热、惊热、夜热、余热之类，亦各自有证，必即随宜而治焉。凡病热者，左脸先赤，肝受热也；右脸先赤，肺受热也；额上先赤，心受热也；颐间先赤，肾受热也；鼻上先赤，脾受热也。五脏所主热各不同，其治也亦不同，是不可一概论也。大抵热则生风，风生则悸矣。

### 辨诸热证

潮热，发歇有时；惊热，颠叫恍惚；夜热，夕发旦止；余热，寒邪未尽；食热，肚背先热；疳热，骨蒸盗汗；壮热，一向不止；烦热，心躁不安；积热，颊赤口疮；风热，汗出身热：虚热，困倦少力；客热，来去不定；癖热，涎嗽饮水；寒热，发如疟状；血热，巳午[①]发热；疹热，耳鼻尖冷。诸热得之，各有所归，其间有三两证交互者，宜随其轻重而治之。

潮热　夜热附并余热证

夫潮热者，血气盛实，脏腑生热，或伤寒时疫，触受邪气，阴气不足，阳气有余。阳邪暴伤则血气凝滞，不即通流，壅遏无归，传于足阳明之经，遂生成潮热，休作有时，其有夜间发热者，乃是阴中有阳邪也。王氏云：潮热者，乃是血气壅实，五脏生热，熏发于外，故令发热，或夹伏热，或留宿寒。夹伏热者，大便黄而臭气；带宿寒者，大便白而醋[②]臭。《伤寒论》云：潮热者，实热也，当利大便[③]。《宝鉴》云：日间潮热，或即憎寒，手足俱冷，能乳即瘦，有加盗汗，此食疳之候也。王氏云：发热日中可，夜间热甚，天明复凉，谓之伤寒余热失解。《灵秘方》云：夜热者，自缘脾胃有风伤。《保生方》云：小儿伤乳者，或时发热，发热有退，时热退后，但腹热，或夜间热者，此伤乳食也。《千金》云：凡宿食在小肠者，当暮发热，明旦复止[④]。诸家所说夜热，各自不同，皆有应验。食疳亦能夜热，伤寒失解亦能夜热，风伤脾胃亦能夜热，宜详证治之。

寒　热

夫寒热者，阴阳相胜也。先寒而后热，阳不足；先热而后





---

① 巳午：原作“辰巳”，据下文改。
② 醋：《普济方·婴儿诸热疸肿门》作“酸”。
③ 潮热……大便：语出《伤寒论》104 条。
④ 凡宿……复止：语见《备急千金要方》卷十三。

寒，阴不足。寒多而热少，阴胜阳也；热多而寒少，阳胜阴也。寒热相半，阴阳交攻也；寒热隔日，阴阳乍离也。阳盛发热，阴盛发寒。寒而颊赤，阴中有阳邪也；热而颊赤，阳中有阳邪也。热而面青，阳中有阴邪也；寒而面青，阴中有阴邪也。其有头疼汗出者，有呕吐不食者，憎寒而饮水者，壮热而欲汤者，有筋骨疼痛者。或秘或泻，或内寒而外热，或内热而外寒。又有寒而腹中痛，热而肠中鸣，是有食积也。大抵寒热因于露风，或触暑毒，致阴阳不顺，邪正不和，逆顺之法，当从乎天地，顺乎阴阳。顺之则安，逆之则危，安危之兆，在乎详明矣！

治伤寒之法，自有正方，更宜加减用之。小儿寒热，多因食积而得，当下之，次用补助。先寒后热，寒多热少，小柴胡汤加桂；先热后寒，热多寒少，白虎汤加桂；寒热相半，小柴胡汤。方在第十一卷。

壮热一名惊热，又曰烦热

夫壮热者，由血气盛实，五脏生热。蒸熨于内则眠卧不安，精神恍惚；熏发于外则连滞不已，举动惊惶；表里俱热则烦躁喘粗，甚则发痫也。

风　热

夫风热者，因其解脱，风邪所伤，客于皮毛，入于脏腑，则令恶风发热，呵欠面赤，目涩多睡。阳气有余，身热无汗；阴气有余，身寒有汗；阴阳有余，无汗而寒。《素问》云：汗出而身热者，风热也①。

积　热

夫积热者，由阳气盛实，积于脏腑。上盛则唇舌生疮，下

① 汗出……热也：语见《素问·评热病论》。

盛则腰腿痈肿，表里俱盛则精神恍惚。颊赤口干，大小便涩，遍身发热，下之即退。有复热者，是里热已去，表热未退，汗之则解。表热去后再热者，表里俱虚，阳浮于外，阴沉于内，所以又热者，乃虚热也。

虚　热

夫虚热者，因伤寒及诸热汗下之后，去津太过，气血未调，食饮劳伤，致令虚热，困倦少力。其有久嗽、久泻、久痢、久血、久疟以致诸疾之后而成者，皆虚热也。凡病久则气血虚，气虚则发厥，血虚则发热，气血虚则身热而手足厥。

疳热一曰食热

夫疳热者，由乳母好餐肥腻，恣食甘酸，或喜怒气乱，醉饱劳伤便乳儿，即成疳热。或儿食无当，生冷过度，致令骨热不除，羸瘦烦渴，颊赤面黄，不长肌肉。凡疳食之热，先起于腹背，皮肤不甚热，近之骨间如火，或睡中有汗，久变疳劳。疳劳者，浑身似火，手足如冰。孙氏云：骨热如汤蒸，退时复有汗。

癖　热

夫癖热者，由儿不肯食哺，而但饮乳，乳壅不能消化，伏结腹中，致成涎癖块也。或痰嗽而惊，或呕逆而渴，日中嗞煎，夜间啼叫，乍热乍凉，与潮热相类也。

先与白术散，滋养津液；次珍珠丸，下痰涎食积；再白术散及妙丸子磨积。《传济方》云：儿都不肯食哺，而但饮乳者，此是有癖为疾，重当下之。

血　热

夫血热者，每日巳午间发热而遇夜则凉，是阳中有阳，血气盛实也。盖血者，荣也；气者，卫也。荣行脉中，卫行脉外，营周不息。巳午者，当心火用事之时也。心主血，气行至巳午则阳气盛，阳气盛则与正气相击，故至期而发热。非其时，非血热也。

客　热

夫客热者，为阳邪干于心也。心若受邪则热形于额，故先起头面，次而身热。恍惚多惊，闻声恐悸，良由真气虚而邪气胜，邪气既胜，真邪交争，发歇无时，进退不定，如客之往来，故曰客热其疹热在第七卷。

**诸热禁忌**

黄帝曰：病热当何以禁之？岐伯曰：病热少愈，食肉则复，多食则遗，此其禁也。本草云：热病差后，食羊肉杀人，是所谓戒食劳也。热虽少愈，犹未尽除，脾胃久虚，故未能消化肉坚食驻，故热复生，谓复旧病也。亦不可饮酒，盖酒有大热，至于大寒凝海，唯酒不冰，其性之酷热，凡病热者，切宜戒之，乳母亦然。

**诸热毒方**

**犀角饮**

治小儿骨蒸潮热，盗汗肌瘦。

犀角屑　鳖甲酥炙　柴胡　知母各半两　地骨皮　胡黄连各一两　大黄　桃枝各半两

上㕮咀，三岁抄一钱，水半盏，煎三分，去滓，无时。

**鳖甲饮**

治小儿骨热，潮热盗汗，咳嗽，可①食多渴，心躁多惊，面黄消瘦。

---

① 可：《普济方·婴孩诸热疸肿门》作“不”，义胜。

鳖甲醋炙　地骨皮　秦艽　柴胡　枳壳麸炒　知母　当归各等分

上㕮咀，三岁一钱，水半盏，桃柳枝各三寸，乌梅一个，煎三分，去滓，无时。

**灵犀饮**

治小儿骨蒸潮热，盗汗，咳嗽，可①食多渴，面黄消瘦，腹急气粗。

犀角屑　胡黄连各半两　白茯苓　人参　川芎　秦艽　甘草　地骨皮各一两

上㕮咀，三岁一钱，水半盏，乌梅、竹叶各少许，煎三分，去滓，无时。

**秦艽饮**

治小儿虚热进退，亦理伤寒壮热及余热。

柴胡一两　秦艽　知母　赤茯苓　甘草炙　人参　半夏泡　地骨皮各半两

上㕮咀，三岁一钱，水半盏，生姜三片，煎三分，去滓，无时。一方加桂半两。

**柴胡饮**

治小儿骨蒸潮热而黄瘦弱。

柴胡　地骨皮　甘草炙，各半两

上㕮咀，水半盏，煎三分，去滓，大小加减服。

**十全饮**

治小儿骨蒸热，腹急盗汗，多渴少食，应虚热。

人参　白术　茯苓　川芎　当归　甘草　白芍药　熟地黄

---

① 可：《赤水玄珠·初涎门》作"不"，义胜。

黄芪各一两　桂半两

上㕮咀，每服二钱，水一盏，煎三分，去滓，加减服。

**八贤饮**

治小儿泄泻发热，手足梢冷。

当归　白芍药　白茯苓　甘草各一两　川芎　桂　柴胡各半两　熟地黄一两

上㕮咀，三岁一钱，水半盏，煎三分，去滓，无时。

**绿霞散**

治小儿风热，身如火炭，夜则多哭。

柏叶半两　全蝎　郁金　僵蚕炒，去丝，去嘴　雄黄各一分　南星姜汤泡三五次，再候干炮制，一分

上为末，三岁一钱，薄荷蜜汤调下。

**消风散**

治小儿因解脱，风邪伤于皮毛，入于脏腑，则令恶风壮热，胸膈有涎，目涩多睡，虚风神慢，小儿有病服之，无变动。一方加朱麝尤佳。

人参　白茯苓　川芎　厚朴制　羌活　防风　蝉蜕　藿香　僵蚕炒　陈皮　甘草　荆芥

上等分，为末，三岁一钱，茶清调下，大小加减服。

**六合汤**

治小儿血热，每日巳午间发热，遇晚则凉。

当归　大黄　川芎　熟地黄　白芍药　柴胡各一两

一方，加桂半两，名琴饮子，亦治颜热身凉并五心热，名四顺饮，加川芎一倍。

上为末，三岁一钱，水半盏，煎三分，无时。

**一连丸**

治小儿血热，每日巳午间发热，遇晚则凉。

胡黄连　宣黄连　赤芍药各半两

上为末，豮猪[1]胆汁和成剂，入在胆中，悬胆用浆水煮熟取出，饭为丸，如小豆大，三岁三十丸，米汤送下，日三服，无时。又有瘰疬一证，相似而多鼻衄，泄泻，宜审辨之。

**三黄丸**

治小儿诸热，兼治身黄、黄疸，最治血衄、便血。

黄连　大黄　黄芩各等分

上为末，饭为丸小豆大，三岁三十丸，米汤下。如衄血，浓盐水下，立效。便血，荆芥汤下。

**导赤散**

治小儿客热心躁，睡语，并利小便。

木通　生干地黄　甘草各等分

上为饮子，三岁一钱，水半盏，入竹叶，煎三分，去滓。

**藿香散**

治小儿脾胃虚弱有热，面赤，呕哕涎嗽及转取过多者。

麦门冬去心　半夏作曲　甘草炙，各半两　藿香一分　石膏半两

上为末，三岁一钱，水半盏，煎三分，无时。

**草果饮**

治小儿寒热盗汗，不思饮食，面黄腹急。

草果一两　厚朴三两　甘草半两　枣子半两　生姜四两，不去皮，同杵，淹一宿，焙

上㕮咀，三岁一钱，水半盏，煎三分，去滓。一方治五疟，夜明砂为末，冷水调下半钱即效。

① 豮（fén 焚）猪：阉割过的猪。

### 地黄煎

治小儿壮热心烦，眠卧不安。

生地黄汁一升　白沙蜜三合　酥三合　生麦门冬汁三合

上件于银器内，慢火熬如饴糖，每服半匙，熟水化下，灯心汤亦得。

### 竹沥饮

治小儿心热惊悸，精神恍惚，眠卧不安。并治疮痘，烦渴多躁。

上以青竹去节，中间火烧取沥，磨犀角浓汁，一岁服一药注。一味竹沥，治疳热渴，妙。

### 绛雪丹

治小儿诸热阳盛，发狂躁，眠卧不安，目赤烦渴。

芒硝一两　朱砂一两

上为末，饭丸鸡头大，三岁一丸，沙糖水化下，无时。

### 玉粉丸

治小儿乳癖，胁下结块，发热面黄。

轻粉　雄雀粪两头尖者，各等分

上为末，糊丸如绿豆大，三岁一丸，熟水下，癖块消即效。

### 二丁丸

治小儿奶癖在于两胁下，或左或右，如狗舌之状，令儿面黄腹大，潮热多渴，日中嗞煎，夜间多哭。

丁香半钱　白丁香一两　密陀僧　轻粉各一钱

上为末，糊丸小豆大，三岁五丸，水下，恶物下为效。

### 消坚丸

治小儿奶癖及下魆奶，消痰退热。

硇砂　轻粉　巴豆去油，各一钱　阿胶炒，半两　水银三皂子大，结成砂子　好墨少许上为末，白饭为丸如小豆大，三岁三丸，皂子泡汤送下，食前。

**银粉丸**

治小儿奶癖潮热，惊涎宿食，食作肚疼，及治腹胀，取虚中积，行滞气。

丁香　白丁香　木香各一钱　滑石二钱　巴豆二七粒，去油　轻粉半钱，留少许为衣

上为末，白饭丸如小豆大，皂角子汤下，三岁三丸。

# 卷第十四

## 论疳病

夫小儿疳，由乳母寒热失理，动止乖违，饮食无节，甘肥过度，喜怒气乱，醉饱伤劳，便乳儿者，故成疳病。又因久吐之后，久泻之后，久痢之后，以致久渴、久汗、久热、久疟、久嗽、久血、久疮之后，皆能亡失津夜，并成疳病。钱氏云：疳皆脾胃伤、亡津液之所作也。又小儿食减，不择生冷，好食肥腻，恣食甘酸，脏腑不和，亦成疳病。凡疳之新者为热疳，其状面黄颊赤，骨热盗汗，鼻干口臭，唇焦烦渴，心躁惊悸，情意不乐。若疳之久者为冷疳，其状目肿腹胀，便利不定，泻粪肥腻，或似油珠，虚烦多渴，日渐黄瘦。又有冷热之疳，非新非久，两证交互者是也。有五脏五疳之证，各自有歌诀，更不烦引。

**验疳小便白浊**

小便初出微赤，良久白浊者，乃是热疳，疳之新也。初黄白，久白浊者，乃是冷疳，疳之久也。热疳，牛黄丸、大黄丸。冷疳，益黄散、六甲丸。冷热之疳，芦荟丸、香蟾丸。小便白浊，厚朴丸。诸失津液成疳，参术散。便如油珠者，妙丸子下，益黄散补，更于后择用。

**疳热疳泻诸方**

**麝连丸**

治小儿疳积劳热，面黄瘦弱，腹急气喘，毛竖发稀，睡着多汗，不思乳食。

黄连一两，酒浸一夕　使君子　鳖甲米醋炙　柴胡各半两　陈皮半两　芜荑去皮，半两　青皮以上剉碎，巴豆七七粒炒黄，去巴豆　槟榔　木香各一分　麝香半钱　秦艽半两

上为末，酒糊丸如小豆大，三岁三十丸，米汤下，无时服。

**牛黄煎**

治小儿诸疳诸痢，食伤腹急，骨节消瘦，发竖面黄，壮热，多困少力。

干蚵蚾二个，好酒一大盏，豮猪胆六个，同浸一宿，焙干，去骨，半两　牛黄二钱　麝香一钱　龙胆草半钱　朱砂　芦荟　熊胆　没食子去壳　雄黄　使君子肉　蝉蜕　胡黄连　诃子去核，炮　芜荑去皮　木香　夜明砂　肉豆蔻以上各一分

上为末，炼蜜丸如小豆大，三岁三十丸，米汤下，无时服。

**香蟾丸**

治小儿壮热面黄，腹胀气粗，多食即瘦。

干蚵蚾酒浸，炙黄，去骨，半两　鳖甲醋炙　黄连各三钱　木香　青黛　使君子各一分　定粉　天竺黄　青皮各一钱　麝香半钱

上为末，三岁三十丸，饭丸如小豆大，米汤下。

**芦荟丸**

治小儿疳气，腹急骨热，可食常服，充肌化虫。

芦荟　木香　槟榔各一分　黄连一两　芜荑去皮　青皮　陈皮各半两　巴豆三七粒，同上四味炒黄，去豆　蚵蚾酒浸，炙黄，去骨，一两

上为末，猪胆糊丸小豆大，三岁三十丸，米汤送下。

**麝沉膏**

治小儿疳泻白浊，腥臭肥腻，骨热多渴，腹痛不食，羸劣无力，

颈骨垂倒。

乳香半钱　木香炮，二钱　诃子炮，四钱　麝香半钱　沉香半钱　蚵蚾酒浸，去皮骨，炙黄，六钱　豆蔻半两，取孔子入乳香在内，姜汁面裹，炮焦去面

上为末，炼蜜丸如鸡头大，三岁一丸，米汤下。

**没食膏**

治小儿疳泻白浊，腥臭肥腻，骨热多渴。

没食子二个　香附子四钱　人参　诃子炮，去核　丁香各一钱　白术炒，二钱　巴豆十粒，针穿烧存性

上为末，炼蜜丸鸡头大，三岁一丸，米汤化下。

**六甲丸**

治小儿疳泻白浊，腥臭肥腻，骨热多渴，腹疼可食，困倦少力，六甲日修合。

黄连五钱，炒　肉豆蔻　木香炮，各一分

上为末，白糊丸小豆大，三岁三十丸，米汤下，食前。又方木香一分，肉豆蔻半两，姜汁调面裹炮，诃子火炮去核一两，黄连二两，治法一同。

**六神丸**

治小儿疳气消瘦，脏腑懦弱，泄泻虚滑，乳食减少，饮食无度，心腹胀满。

木香　丁香　肉豆蔻并面裹，炮熟去面　诃子炮，去核　使君子炮，各半两　芦荟一两

上为末，枣肉丸如小豆大，三岁三十丸，米汤送下，无时。

**木香丸**

治小儿疳泻不止，腹急，亦理寻常腹胀。

木香炮　肉豆蔻炮，各一分　牵牛半两，半生半炒

上为末，糊丸小豆大，三岁三十丸，米汤送下。

## 吴婆散

治小儿疳泻不止，日夜遍数不记，渐渐消瘦。

木香炮　丁香　没食子　黄柏蜜炙　槟榔　黄连炒　厚朴制　桃根白皮　苦楝根白皮各等分

上为末，三岁半钱，紫苏木瓜汤调下，食前。

## 蒸鸡丸

治小儿疳劳，骨蒸潮热，盗汗瘦弱，腹急面黄，食不生肌肉，日哭夜啼，多渴少食。

黄连二两　柴胡一两　芜荑　鹤虱各半两　秦艽　知母　紫苓　使君子炮，去壳，各一两

上为末，黄雄鸡一只，重一斤，笼之，专以大麻子伺之。至五日后，去毛令净，于臀后开孔，去肠肚净，拭干，入前药于鸡腹内，以线缝之。取小甑，先以黑豆铺甑，底厚三寸，安鸡在甑中，四旁以黑豆围裹，上亦以黑豆盖之，自日出时蒸至晚，候温冷，取鸡净肉研和得所。如硬，入酒、面糊同药末为丸如小豆大，二岁二十丸，以意加减，米汤下，无时服。如十五岁病者，以温酒送下，忌猪肉。

## 麝香丸

治小儿诸疳消瘦，骨热面黄，爱吃泥土、灰炭、茶纸，发稀焦黄，小便白浊，口鼻生疮，腹急气粗，常服化虫生肌。

蚵蚾酒浸，去骨，炙黄　胡黄连　芦荟各半两　使君子半两，炒　木香二钱半　麝香一字

上为末，猪胆糊为丸小豆大，三岁三十丸，米汤下。

## 君朴丸

治小儿诸疳，小便白浊，久则黄瘦，不长肌肉。

使君子炮　厚朴制　黄连各一两　木香三钱，同炒

上为末，糊丸如小豆大，三岁三十丸，米汤下，三五服效。

**牛黄丸**

治小儿疳热进退，或即盗汗，大便坚实，时时心躁，情意不悦，或大便焦黄。

黄连　黄芩　大黄　龙胆草各一两　牛黄一分

上为末，糊丸小豆大，三岁三十丸，米汤送下。又治鼻衄出血，盐水送下，入口良久即效。

**蚵蚾丸**

治小儿因有疳积，腹胀面黄，证候百出。

上以蚵蚾一个大者酒浸软，莨菪子一两入腹中，黄泥裹，火煅烟去九分，腻粉一钱，秤同为末，糊丸小豆大，三岁三十丸，米汤下，饥服。直候泻数次，取下疳积，次与白术散助气，后与常服疳药芦荟丸。

**黄土丸**

治小儿疳积在脾，面黄腹急，咬指甲，挦①眉毛，揉口鼻，要吃泥土、炭、茶纸。

黄土　陈皮各一两　木香一分　巴豆三十粒，不去油

上为末，糊丸小豆大，三岁三十丸，煎黑豆汁下，直候泻五七次疳积尽，与益黄散助气，后与疳药常服。又方治食土，黄连、黄土等分为末，糊丸小豆大，三十丸米汤下。

**香糖丸**

治小儿吃泥害肚，进退不定，并治疳泻。

上以轻粉一钱，沙糖搜和为丸如鸡头肉大，三岁一丸，米汤化下。良久泻下泥土后，以益黄散。若以陈皮地榆煎汤化下，治疳泻疳痢。

---

① 挦（xián 咸）：扯，拔（毛发）之意。

## 肥儿丸

治小儿疳病，若多因缺乳、食太早致此，或因久患脏腑胃虚虫动，日渐羸瘦，腹大不能行，发竖发热，面无精光。

黄连　神曲炒，各一两　使君子炮，去核　肉豆蔻炮　麦蘖炒，各半两　槟榔三钱　木香炮，二钱

上为末，糊丸小豆大，三岁三十丸，米汤送下，无时。

## 香黄丸

小儿疳黄腹大，骨热心躁，脏腑不调，食物不化，饮食虽多，不生肌肉。

黄连　木香　肉豆蔻　青皮　陈皮　使君子　蚵蚾酒浸一夕，去骨，炙　芦荟以上各一两

上为末，糊丸小豆大，三岁三十丸，米汤下。

## 疳别证诸方

## 大黄丸

治小儿无辜疳病，急疳壮热，疳劳骨蒸，头发作穗，身上生疮，瘰疬核块，多要嗞煎食物，不成肌肤，腹大胫细。

大黄三两　木香半两

上为末，糖醋一升相和置铜碗下，于铛内煮浮于水上，炭火煮，竹篦子搅药，候可丸即丸，入稠糊丸如小豆大，三岁二十丸，米汤下，加减与之，当下青脓为效。一方治无辜疳病，肚大，或时泻痢，冷热不调，漏芦为末，每服一钱，猪肝一两，盐少许，水煮熟，空心服。

## 神效丸

治小儿疳气不可疗。

上以绿矾火煅通赤，酽醋[1]淬，再煅如此三度为末。枣肉

---

[1] 酽（yàn 验）醋：酽醋即浓醋。酽，浓厚、浓郁。

为丸小豆大，三岁三十丸，米汤下。

**金灵散**

治小儿久患疳疾，体虚可食，及诸病后天柱骨倒，医者不识，谓之五软。

白僵蚕直者，炒

上为末，三岁半钱，薄荷酒调下，后用生筋散贴之。

**生筋散**

木鳖子六个，去壳　蓖麻子六十粒，去壳

上研细，先急抱头按项上令热，津唾调贴之。

**蟾酥散**

治小儿走马疳，牙龈臭烂，侵蚀唇鼻。先甘草汤洗去皮，令血出，涂之。亦理身上肥疮，但是疳疮，用之立效。如疮干，好麻油调；湿，则干用。

蚵蚾黄纸裹，火煅焦　黄连末，各一分　青黛一钱

上为末，入麝香研和，依方用之。

**必效散**

治小儿走马疳，蚀透骨损。

上以南星一个，当心作坑子入雄黄一块在内，面裹炮，候雄黄作汁，盏子合定，去面为末，入麝香少许傅之。

**论解颅**

夫解颅者，小儿头骨不合，脑缝开解，颅大青筋，面色黄白，多愁少悦，易为伤犯。盖受父之精气不足，即髓海不强，不能充于骨也，令儿肾气不成，肾主骨髓，脑为髓海，故脑骨开解也。《宝鉴》云：父精不足，头骨巨以颅开；母气衰微，肌体虚而内极。其间有小儿因惊风或伤风，身热不退，被风邪所攻，脑骨开大，头重难举，夭伤多矣。又因打火地震，亦令儿

头开，皆经验有此病者，便作头巾长裹之复，使不舒展，更用后方，久而自合。

**解颅诸方**

**蛇皮膏**

治小儿头皮开解。

蛇蜕皮

上为末，猪牙颊车①中髓调涂顶上，日三四次，只用髓亦效。

**柏仁散**

治小儿囟开不合。

防风一两半　柏子仁　白及各一两

上为末，乳汁调涂囟，十日知效，二十日愈。

**蟹足散**

治小儿头骨连囟开作缝。

上以生蟹足、白蔹等分为末，乳汁调涂即效，无时。

**补骨丸**

治小儿骨气衰弱，囟开不合，受胎精气不足，客风入脑，久病气虚，风邪攻作亦然。

萆薢　骨碎补　补骨脂各半两　牛膝　威灵仙　草乌头各一钱

上为末，醋糊丸小豆大，三十丸盐汤下。

**桂辛散**

治小儿脑角骨大，囟开不合，名曰解颅。

细辛　桂心各半两　干姜一分

上为末，乳汁调涂囟上，干时再涂，面赤是效。

① 猪牙颊车：指猪的下颌骨部位。

### 京芎散

治小儿疳泻进退。

京芎　赤石脂各等分

又方加蚵蚾灰，诃子炮，黄连炒，肉豆炮，当归焙，作丸子尤妙。

上为末，三岁儿半钱，米汤调下，饥服。

# 卷第十五

## 论痢疾

夫痢疾者，因夏月初秋忽有暴冷，折于盛热无可发散，客搏肌中，发于外则为疟，发于内则为痢，内外俱发则为疟痢，皆由荣卫不和，肠胃虚弱，冷热之气乘虚客于肠胃。又因饮食有冷，冷气在肠胃，复为热气所伤，肠胃宿虚，故受热气，夹热则赤，夹冷则白，冷热交攻则脓血相杂，亦因沉积所作。赤痢积热，白痢积冷，赤白痢冷热之积。若脾胃气虚，不能消化水谷则糟粕不聚，或春间解脱风冷所伤，肠虚胃弱，卒被寒所折，便为下痢多矣。

凡痢久则令肿满，下焦偏冷，上焦热结，熏蒸于肝则眼昏生翳。古云：八痢者，因触八邪所得，故名八痢。八邪者，饥、饱、劳、役、风、惊、暑、湿。有立名八般痢者，强而为名，其实皆冷热所作也。下痢舌黄燥不渴，胸中实，身热，腹胀并身热谵语者，腹有燥粪，大柴胡下之后与涩肠痢药。如觉有食积，或久痢不退，先补脾，次与妙灵丸下之后再补脾。身热下痢，舌白而渴，小柴胡加罂粟，无如此妙也，大柴胡汤亦宜。加之虚肿者，女曲散。痢后成疳，眼生翳者，六甲丸并温平疳药治之。

**下痢诸方**

凡痢忌生冷，难克化物并油肥，亦不得伤饱，伤饱则再作。

**小连丸**

治小儿泻痢赤白，脾胃虚弱，糟粕不聚，腹胀可食，时阵作痛，烦渴身热。

黄连三两　干姜炮，一分　当归　阿胶炒为末，醋煎成膏，各一两半

上三味为末，以胶膏为丸如小豆大，三岁三十丸，米汤下，食前。

**阿胶丸**

治小儿泻痢，冷热不调，脓血相杂，腹中疼痛，不思乳食，烦渴心躁。

阿胶炒　黄连各一两　白茯苓二两

上为末，白糊丸小豆大，三岁三十丸，米汤下，食前。

**胃风汤**

治小儿风冷乘虚客入肠胃，水谷不化，泄泻注下，腹胁虚满，肠鸣肚疼及肠胃温毒下如豆汁，或下瘀血，日夜无度，身热可①食。

人参　白茯苓　白术　白芍药　当归　川芎　官桂　粟米

上等分为末，三岁一钱，水半盏，煎三分，食前。

**如圣饮**

治小儿泻痢频并，不食多渴，脓血相杂，腹中疼痛，里急后重，心躁身热。

甘草　乌梅　罂粟壳　陈皮

上等分，㕮咀，三岁一钱，水半盏，煎三分，去滓，食前。

**当归散**

治小儿泻痢腹痛，烦渴可②食。

当归　罂粟壳　甘草　地榆　木通　乌梅　陈皮　诃子炮，去核

---

① 可：疑当作“不”。

② 可：《普济方·婴孩下痢门》作“不”，义胜。

上等分，㕮咀，三岁一钱，水半盏，煎三分，去滓，食前。

**梅煎散**

治小儿暑毒下痢，渴烦肚疼，发热。

赤芍药　黄连　甘草各一两　罂粟壳三两

上为末，三岁一钱，水半盏，乌梅一个，煎三分，去滓，食前。

**妙灵丸**

治小儿久患恶痢，里急后重，并滑肠泄泻，虚中有积。

硇砂一钱　辰砂一分

上研细，以黄腊半两先于盏内熔成汁，入去皮巴豆三七粒，煎巴豆紫色，取巴豆研入。前二味再研和于蜡内，三分中取一分再成汁，倾药在内急搅，令齐刮出，磁盒内收。旋丸小豆大，三岁二丸。泄泻、恶痢艾汤送下；水泻，冷水下，食前。取积，增药丸数，冷甘草汤下，临卧服。

**鲊汤丸**

治小儿泻痢，五色脓血，如烂鱼肠，并无大便，只是脓血，肠中搅痛。

粉霜　轻粉　朱砂　硇砂各一钱　白丁香四钱　乳香半钱　巴豆七粒，去皮心，不去油

上为末，蒸枣肉丸小豆大，三岁二丸，煎鲊汤吞下，候积下，与调胃气，并食前。

**金粟膏**

治小儿赤白痢，不思食，大便频并。

罂粟壳不拘多少，瓦上炒微黄

上为末，炼蜜丸如鸡头大，三岁一丸，米汤化下。

**乌骨散**

治小儿痢，肚疼后重。

上以乌贼骨为末一名海螵蛸，三岁半钱，米汤调下。又方洞泄下痢，烧虾蟆灰，米汤调下。

**石莲散**

治小儿下痢并哕不食。

上以石莲去心，炒为末，三岁半钱，米汤下。

**轻红散**

治小儿下痢赤白，腹痛可①食。

上以荔枝壳炒为末，三岁半钱，米汤调下。又方以松树皮为末，米汤调下。

**涩肠丸**

治小儿下痢赤白，后重频并。

龙骨　海螵蛸　诃子炮，去核，各等分

上为末，白糊丸如小豆大，三十丸，米汤送下。

**桂连丸**

治小儿下痢赤白，腹痛可食。

桂心　黄连各等分

上为末，白糊丸如小豆大，三十丸，米汤送下。

**茱连丸**

治小儿赤白脓血相杂，腹痛后重。

黄连一两　茱萸半两，同炒微黑，地上出火毒

上为末，糊丸如小豆大，三岁三十丸，米汤送下。

**柏枝饮**

治小儿血痢，进退不定。

柏枝　地榆　白头翁　罂粟壳　甘草各等分

上为末，三岁一钱，水半盏，乌梅一个，煎三分，去滓，

① 可：《普济方·婴孩下痢门》作“不”，义胜。

食前。

**草樱饮**

治小儿久新痢疾，不食身热。

木瓜草一两，一名马齿苋　罂粟壳　甘草各半两

上㕮咀，三岁一钱，水半盏，煎三分，去滓，食前。

**桃花丸**

治小儿赤白痢，腹痛可食。

赤石脂　川干姜炮，等分

上为末，白糊丸如小豆大，三岁三十丸，米汤下。

**梅花丸**

治小儿泻痢不定，肚疼霍乱。

白石脂煅　川干姜炮，等分

上为末，白糊丸小豆大，三十丸，米汤下。

**双粉丸**

治小儿血痢，身热可食。

轻粉五钱　定粉三钱

上为末，蒸饼为丸小豆大，三岁十丸，煎艾汤下。又方马齿苋研汁，同蜜调服。

**露星饮**方在卷终

治小儿纯下血痢。

**诃栀散**

治小儿纯血痢，腹痛烦渴。

诃子半两，炮，去核　栀子仁一钱半

上为末，三岁半钱，米汤调下，食前。

**诃子膏**

治小儿新久痢疾，烦渴可①食。

---

① 可：《普济方·婴孩下痢门》作“不”。

诃子炮　赤石脂　甘草　罂粟壳炒，等分

上为末，炼蜜丸鸡头大，每服一丸，米汤化下。

**粟房散**

治小儿久痢可①食。

生柏枝　罂粟壳瓦上炒

上为末，三岁半钱，米汤调下。

又方，治赤白痢久不差，困重，以大麻子炒香熟为末，三岁半钱，蜜浆调下。

凡下痢日久，急治下部，不晓此者，但攻其上，不以为意。下部生虫，食其肉烂，见五脏便死，烧艾于管中，熏下部令烟入，入少许雄黄尤妙。出《类证本草》。

**论渴饮**

夫渴者，有大渴、热渴、疳渴三者，大同小异。大渴起于吐泻之后，脾胃因虚而生邪热，脾受邪热，涎液内涸，唇干舌燥，故成大渴也。热渴起于血气盛实，腑脏生热，或冒暑毒，因热脏燥，津液不生，唇焦舌干，故成热渴也。巢氏云：热渴而饮不止，小便涩者则成癖。疳渴者，起于肾与膀胱，好餐肥腻，恣食甘酸，骨热盗汗，黄瘦腹胀，口臭唇干，故成疳渴。饮水多，小便无度，其病久则多发痈疽。巢氏云：其病久则多发痈疽，或变肿病。《宝鉴》云：脾虚土坏不克水，便为肿病，在于皮。其渴内热则小便利，小便利则津液竭，津液竭则经络涩，经络涩则荣卫不行，荣卫不行则血气流溢，故成疽也。其渴久则脾土虚，脾土虚则肾水盛，肾水盛则水反克土，致脾生风湿，脾既风湿则生虚热，湿热相搏故发于皮肤，遍身肿满也。《千金·泽漆汤》云：水气通身浮肿，四肢无堪，或从消渴，或从黄疸、水饮，内虚不足，荣卫不通，气不消化，贯及肤中，喘急不安，腹中响胀。

**渴饮诸方**治热渴药第十卷亦有方

**鱼涎散**

治小儿多渴，吃水不休，心躁。

瓜蒌根为末，取鲶鱼身上涎搜作饼子，日干，或用蛤粉搜之尤妙

上为末，三岁半大钱，候儿大渴时，用井桶口索头，泡汤调下，一服立定。或用田螺浸水一夕调下。

一方，用淡竹去节，中间着火，自然竹沥出也，一味饮之，治渴甚验，亦治疮痘烦渴，身热多躁，竹沥磨犀角汁饮之。

**龙粉丸**

治小儿疳热烦渴。

草龙胆　定粉炒　黄连　乌梅肉各等分

上为末，炼蜜丸如小豆大，三岁三十丸，乌梅汤下。

**龙涎散**

治小儿大渴不止，亡失津液。

上以汤瓶中涧，或古浴镬[①]中锈涧为末，三岁半钱，井桶索泡汤调下，食前，遇大渴服，立效。

一方，瓦花，是古屋上瓦生青花为末，依前汤调下。

一方，青鱼鱿为末，蜒蚰[②]浸水调，并有效。《千金》云：取七家井索近桶口结烧灰，井花水调下，不过三剂。竹根煎汁亦治渴。

**藕浆散**

治小儿大渴不止，饮水无度，烦渴不食，并疮痘燥渴心躁。

---

① 镬（huò 获）：古代的大锅。

② 蜒蚰（yányóu 言游）：软体动物。形似蜗牛，无壳，有触角。

粉霜一两　黄丹半钱

上为末，二岁一字，用藕汁调下，大渴一服立效。

**白术散**

治小儿吐泻，失亡津液，身凉烦渴，不食，困倦少力，多服尤妙，滋养津液，助气补虚，亦治虚热。

白术一两　人参　白茯苓　白扁豆　山药　甘草炒　粉葛　糯米各半两

上为末，三岁半钱，水半盏，煎三分。

**论诸肿**

夫肿者，有疳肿、风肿、气肿、积肿、虚肿五者，大同小异。疳肿者，肌体浮肿，通身明亮，状如熟李。《宝鉴》云：若见皮肤如熟李，此名疳水定无疑。或有阴囊肿似琉璃，疳水也。或因疳食伤脾，变为疳水。风肿者，面目浮肿，色带紫赤，时时多痒。陶隐居云：风肿紫色而痒，进退不定，或即有痰，牵牛散主之。或有如瘤瘟，有成片肿者，搔之随手而起风疹也。《素问》云：风邪客于肌中，则肌肤虚，真气遂散，寒搏于皮肤，发腠理，淫气行之则为肿痒也。又云：面肿曰风痫，虽气血尚虚而热未尽，从皮肤与气相搏，致令气不宣泄，故停留成肿也，治之先益黄散补，后牵牛散利之。气肿者，目皰浮肿，久嗽为之气粗有痰。仓公曰：目上睑先肿，次而皆肿者，久嗽为之曰气肿。目下睑先肿，次而皆肿者，脾积为之曰水肿。《素问》云：目下微肿如卧蚕起之状曰水。《评热论》曰：水者，阴，目下亦阴也，腹者至阴之所居也，故水在腹中者必目下肿也。又曰：胫肿曰水。《千金》云：有人患气急久不差遂成水病，麻黄甘草汤主之。积肿者，遍身浮肿，因食误脾，久疟亦尔。《日华子》云：人久患寒热不退，必变浮肿，因脾积气所作也。《宝鉴》云：因宿痰饮成块，散后遍身浮肿喘粗，或因不便，食即饮水，误脾作者也。虚肿者，四肢浮肿，久痢为之，多渴少食。凡痢久不退，虚肿少食，泻久不退，虚烦渴，大抵痢久则脾土虚，虚则不能制肾水，水反克土故腐肿于肉也，其病十死八九，若用凉药立死，治之益黄散、女曲散、五苓散，候气实则肿自消，十愈五六。凡渴久亦能变虚肿也，皆由不忌生冷，恣食甘酸，脾肾不调之所致也。钱氏云：肾热传于膀胱，热盛逆于脾胃，脾胃气虚而不能制肾水，水反克土，脾随水行，脾主四肢，故流走而身面背皆肿，若喘急难治。

取水之法：诸有水，人微肿，见于目下水者，阴也。腹者至阴之所居，故水在腹，必使目下肿而不得卧，卧则惊，惊则咳甚。夫取水法，不可顿取尽，必当再发，再发则难治。如病甚者，初隔一日一取，候退减三二分，又隔两日一取，候退六七分，又隔三日一取，减去八九分，又隔四五日一取，其不取日，即服补肾行水气之药。





**诸肿方**

《千金》云：从腰以下肿，当利大便；从腰以上肿，当发汗愈。

**二物汤**

有患气急，积久不差，遂成水病，攻面目身，从腰以上肿，此汤发汗悉愈。

麻黄去节，四两　甘草一两

上㕮咀，二岁一钱，水半盏，煎三分，去滓。

仲景云：大病差后，腰以下有水气者，宜牡蛎散。

**牡蛎散**

牡蛎煅　泽泻　蜀漆洗，炒　商陆　葶苈　海藻　瓜蒌根等分

上为末，三岁一钱，灯心汤调下，小便利止。

**牵牛散**

治小儿膀胱实热，腹胀，小便赤涩，水气流肿。又治结胸伤寒，心腹硬痛。又治疳气攻肾耳聋。

上以牵牛生为末，三岁一钱，青橘皮汤调下，食前。结胸伤寒，白糖调下。耳聋阴肿，并用猪腰子半个，薄批糁药一大钱，重重令遍外，以少许盐擦之，湿纸裹煨熟，空心吃此药。又治遍身风疹，薄荷蜜汤调下，大便利立效。白糊丸小豆大，三十丸，茴香汤下，治阴疝，常服消核肿。

**商陆散**

治小儿浮肿，腹满气急，利小便。

泽泻　商陆各等分

上为末，三岁一钱，煎桑白皮汤调下。商陆醋炒为末，调涂肿毒妙。醋调并治咽喉肿。

**水萍散**

治小儿阴囊肿，色如琉璃。又治疮痘入目，在第九卷上，以浮萍草为末，三岁一钱，煎葱白汤调下。

**水宝散**

治小儿疳水，通身虚肿，状如熟李。

童子青橘皮　珠子甘遂微炒

上等分，为末，三岁一钱，用麦蘖煎汤点腊茶清调下，食前，通利为效，忌咸酸食三五日。凡治肿下气虚，只与五苓散补。

**海蛤散**

治小儿疳水肿病，气急。

泽泻　海蛤　海带　防己各一分　苦蒲子二十粒

上为末，三岁一钱，酒调下，连进二服，小便利即效。

**内消丸**

治小儿头面手脚虚肿。

青皮五个，去皮　巴豆七粒，去壳　木香炮，一钱　防己一钱半　丁香十四粒上青皮杵碎，同巴豆炒黄，去巴豆，同余药为末，曲面糊丸如小豆大，三岁三十丸，橘皮汤下。

**葶苈散**

治小儿水肿气粗。

葶苈炒　防己　甘遂　大戟

上等分为末，三岁一钱，桑白皮汤调下，食前。

**五皮散**

大治小儿诸般浮肿，气急可食。

桑白皮　大腹皮　茯苓皮　姜皮　陈橘皮各等分

上㕮咀，三岁一钱，紫苏叶三五片，水半盏，煎三分，去滓，无时。

**泽苓散**

治小儿通身浮肿，气急可食。

木通一两半　泽泻　苦葶子各半两　木猪苓　汉防己各一两

上为末，三岁一钱，水酒共半盏，葱白三寸，煎三分，去滓，小便通利即差。

**郁李丸**

治小儿痞食，气急肿满。

郁李仁汤泡，去皮，炒　槟榔　牵牛

上等分为末，糊丸小豆大，三岁三十丸，葱白汤下。

**牵牛丸**

治小儿痞气，头面浮及四肢肿。

黑牵牛　白牵牛各半生半炒　青皮　陈皮

上等分为末，糊丸如小豆大，二岁三十丸，米汤下些，小肿常服自消。

**女曲散**

治小儿因久痢不退，脾虚浮肿，状若水气。

神曲　干姜　细辛　椒目　附子炮，去皮　桂心各等分

上为末，三岁一钱酒调下，陈皮汤亦得。

**椒目饮**

治小儿痢后，虚肿并头面浮肿，或身热。

白术　秦艽　椒目　甘草炙　香薷　通草

上等分，为末，三岁大一钱，水半盏，煎三分，去滓，食前，不宜吃蠡鱼①、鲤鱼，二物皆能肿。

**论腹胀**

夫腹胀之状，膨脝②膜胀。《素问》云：浊气在上，则生嗔胀③。如鼓之有声。心腹胀满，且食不堪，暮食名为鼓胀。荣卫隔塞，鸣息喘粗，皆由冷气所作。《宝鉴》云：凡冷结在脾，因兹腹胀④。壅滞于脾，内不通而外不散痞；凝于胃，上不降而下不升。或乳食过度，致伤脾胃，脾胃气弱攻脏腑则令腹胀，有虚实二证，亦有半虚半实证。虚者，腹胀不喘，泄泻不食；实者，朝宽暮急，闷乱喘粗；半虚半实者，喘满泄泻，或腹胀不喘，小便如常，皆半虚半实也。虚者，益黄散，次塌气丸、导气丸，再益黄散。实者，妙丸子下，次白术散。若心腹胀满，大便秘涩，煎宣风散送下妙丸子。半虚半实者，益黄散补，次妙丸子下，再益黄散。若腹胀不喘，大便如常，塌气丸、导气丸，渐渐消之。有一等腹胀满，肚大青筋，四肢瘦劣，谓之疳蛊，此

---

① 蠡（lí 离）鱼：又名鳢鱼、黑鳢、乌鳢、鲷鱼、文鱼。肉甘、寒、无毒。

② 膨脝（pénghēng 鹏亨）：腹部膨大貌。

③ 嗔胀：原作“膜胀”，据《素问玄机原病式·热论》改。

④ 凡冷……腹胀：原作“在脏”，据《普济方卷·婴孩癖积胀满门》改。

病多死。婴儿患者亦多死。

### 腹胀诸方

#### 失肚丸

治小儿癖气腹胀喘粗或肠鸣泄泻。

干姜　木香各一两，巴豆七七粒，米醋同二味煮干，去豆　肉豆蔻半两

上为末，醋糊丸如小豆大，三岁三十丸，米汤下，食前。如常服，消肚急，木香止用一分，去肉豆蔻。

#### 塌气丸

治小儿癖食气，腹胀喘急，并面浮肿。

丁香　胡椒炒，各一分　萝卜子炒　白牵牛生，各二分

上为末，白糊丸如小豆大，三岁三十丸，米汤下

#### 塌气散

治小儿腹胀气粗，并癖食攻面，目浮肿。

木香一分　青皮半两　巴豆三十粒，同炒豆黄色，去巴豆

上为末，三岁半钱，米汤调下，食前，连进即效。

#### 消气丸

治小儿癖气，腹急喘粗。

木香一分，别研　萝卜子半两，同巴豆一分炒黄色，去巴豆

上为末，糊丸小豆大，三岁三十丸，米汤下。

#### 款气散

治小儿癖食积，腹胀喘满，可思饮食。

木香半两　马兜铃一两　黑牵牛一两，半生半炒

上为末，三岁一钱，水半盏，煎三分，去滓，食前。

#### 分气丸

治小儿癖气，腹胀膨脝，嗞煎可食。

木香炮，一分　黑牵牛生，半两

上为末，白糊丸小豆大，三岁三十丸，米汤下。

**导气丸**

治小儿腹胀，气粗可食。

京三棱　青皮　萝卜子炒　皂角不蛀者，酥炙　黑牵牛半生半炒

上等分为末，糊丸如小豆大，三岁三十丸，米汤下。

**子丑散**

治小儿疳气，腹急喘粗，食气攻目，浮肿。

老鼠粪　黑牵牛生

上等分为末，三岁一钱，橘皮汤下，二服立效。

**宣气散**

治小儿腹急气粗，并治风肿、气肿、通身肿及疮痘盛出，身热烦渴，腹胀喘促，大小便涩，面青闷乱。又治久泻不退，脾虚生风，止与一服，后补之。

木香一分　槟榔　橘皮　甘草各半两　黑牵牛四两，半生半炒

上㕮咀，三岁一钱，水半盏，煎三分，去滓，食前。

**香槟散**

治小儿疳食气，腹大气粗，应有浮肿并疗。

木香　槟榔　黑牵牛　青皮各半两　商陆一两

上为末，三岁一钱，煎木通汤调下，或为糊丸小豆大，三十丸，米汤下，肚大常服自消。

**枳壳散**

治小儿疳气，腹胀喘急。

枳壳一两，麸炒为细末　巴豆二十一粒，同上炒黄，去豆

上为末，三岁半钱，沙糖汤调下，或作丸子，白糊丸如小豆大，三十丸，桑白皮汤下。

### 枳壳丸

治婴儿百日外腹胀气粗，心下满急。然虽此证不好，此药多效。并治腹胀咳嗽。

半夏泡，七次　枳壳麸炒

上为末，姜汁糊丸如小豆大，大牙儿二十丸，皂子橘皮汤下，小者芥子大。又方《千金》治暴腹满欲死，半夏泡为末，酒为丸小豆大，一岁一十丸，白汤送下。

### 消胀丸

治小儿腹急，并心下满。

半夏　枳壳各半两　巴豆二七粒，同上炒黄，去豆

上为末，糊丸如小豆大，三岁三十丸，陈皮汤下。一方治小儿腹胀，胡粉、盐炒黄，摩腹上，并治婴儿腹皮青，若不急治，须臾即死。

### 宽腹丸

治小儿痞气腹胀，不思饮食，或面肿者。

牵牛　萝卜子　陈皮　青皮　木香炮，各一两　槟榔　紫苏子　木瓜半两　巴豆七十七粒，不去壳同炒黄，去豆

上为末，糊丸如小豆大，三岁三十丸，紫苏木瓜汤下。

### 鸡壳散

治小儿心腹胸胁烦满欲死。

上以鸡子壳烧为末，酒调下，二岁半钱。出《本草》。

# 卷第十六

## 论盗汗

夫盗汗者，心之液也。小儿血气嫩弱，肤腠未密，若厚衣温暖，熏蒸腑脏，腑脏生热，热搏于心，心为邪所胜，故液不能内藏，熏出肌肤则为盗汗也。又或伤于冷，伤于热，冷热交争，阴阳不顺，津液泄越，亦令睡中汗自出。其间有虚实之证，虚者，谓诸病后或大汗后，血气尚弱，液溢自汗；实者，或潮热，或寒热，发过之后，身凉自汗。二者日久，令人黄瘦，失治则变为骨蒸疳劳。





### 盗汗诸方

#### 黄芪散

治小儿荣卫不和，肌瘦盗汗，骨热多渴，不思乳食，腹满泄泻，气虚少力。

沉香　黄芪炙　人参　当归　赤芍药各一两　木香　桂心各半两

上吹咀，每服一钱，生姜三片，枣子半个，水半盏，煎三分，去滓服。

#### 香甲丸

治小儿潮热盗汗，消瘦面黄，烦渴可食。

沉香　龙胆草　鳖甲童子小便浸一夕，炙　当归　黄芪蜜炙，各一两　黄连　大黄炒，各半两

上为末，白糊丸如小豆大，每服三十丸，看大小加减，米饮下。

### 香瓜丸

治小儿疳黄盗汗，骨蒸潮热，腹大肌瘦。

大黄瓜一个　大黄纸裹，炮　胡黄连　柴胡　鳖甲醋炙　黄柏去粗皮　黄连　芦荟　青皮各等分

一方加木香、麝香少许。

上为末，将黄瓜去头作罐子，入诸药至满，却盖口湿纸裹，慢火煨纸焦去纸，同为末，白糊丸如小豆大，三岁三十丸，米汤下。

### 鳖甲丸

治小儿久因盗汗，血少气虚，面色萎黄，骨蒸烦渴，日渐消瘦，情急不悦。

鳖甲酥炙　肉苁蓉酒浸一夕，炙干，各一两　当归　黄芪蜜炙　何首乌各半两

上为末，炼蜜丸如小豆大，三岁三十丸，米汤下。

### 麻黄散

治小儿盗汗日久，口干烦渴，消瘦少力。

人参　茯苓　黄芪蜜炙　龙骨　牡蛎煅　麻黄根

上等分，为末，三岁一钱，水半盏，生姜、枣子煎三分。

### 参芪汤

治小儿肌热盗汗，日渐消瘦，可食多渴。

黄芪蜜炙　人参　升麻各一两　牡蛎煅　熟地黄　竺黄各等分

上为末，三岁一钱，竹叶少许，水半盏，煎三分。

### 麦煎散

治小儿荣卫不调，夜多盗汗，四肢倦怠，消瘦面黄。

鳖甲一两，酒醋炙，三五十次，取净，好醋再炙黄　柴胡去苗　团参　秦艽各一两　干漆炒　白茯苓　人参　干葛　大川乌炮，去

皮，各半两

上为末，三岁半钱，水半盏，小麦三七粒，煎三分。

**麦麸散**

治小儿盗汗不止，日渐消瘦。

上麸皮炒黄为末，三岁半钱，煎猪脊髓汤调下。

**虎杖散**

治小儿实热盗汗。

上以虎杖为末，三岁半钱，半盏水煎三分

**粉汗散**

治小儿睡中遍身盗汗。

牡蛎煅，二两　麻黄根炒　赤石脂　糯米各一两　龙脑一钱　麝香少许

上为末，用生绢包药，扑有汗处。

又方　黄连生　牡蛎煅　贝母各七钱　糯米三两　为末，依前法。

**论咳嗽**

夫咳嗽者，肺之病也。肺主气，应于皮毛。肺为五脏华盖，小儿感于风寒，客于皮肤，入伤肺经，微者咳嗽，重者喘急。肺伤于寒则嗽多痰涎，喉中鸣急；肺伤于暖则嗽声不通，壅滞动息。上气喘者，阴气在下，阳气在上，诸阳气浮，无所依从，故呕嗽上气喘也。有不因伤风得嗽，名胃嗽，久必发惊痫，百日内儿十难一生。凡伤寒、伤暖二者，久则咳嗽上壅，咯唾红痰或黄痰，皆肺有热。臭痰，亦吐稠涎及血，皆肺热，久则虚。淡痰则寒，若久嗽不已，伤于阳脉，则有血。血与气相随而行，咳嗽极甚伤血气，肺与津液相搏，蕴成脓血，皆肺虚损。有一等十岁上下久嗽，痰如疮泡中黄脓之状者，必死不治。又有不因伤风得嗽，名胃嗽，因

儿啼哭便乳，壅结不散，冲于心肺，结积于胃脘即嗽，迟曰胃嗽，以珍珠丸下之，后服治嗽药。

## 咳嗽诸方

### 天麻散

治婴儿咳嗽有痰，气壅面红。

南星水浸，春秋五日，冬七日，夏三日，半两　天麻二钱　朱砂一钱　麝香一字

上为末，每服一字，用杏仁汤调下，人参汤亦得。

### 一字散

治婴儿百日内外咳嗽及诸嗽众药不效者。

朱砂一钱　脑子一字　核桃一个，钻孔如钱眼大　水银二钱，入核桃内，醋①，研墨涂纸三重裹，盐泥固济，日干，火煅，留三分性，去泥用

上为末，三岁半钱，新生半字，薄荷汁调下。

### 乳头散

治婴儿吃乳多嗽并诸嗽。

上以甘草大者一寸，健猪胆一个，和炙干为末少许乳头上，令儿咂，茶清调下亦得。

### 雌朱丸

治小儿咳嗽坠痰。

上以叶子、雌黄银锅内熬成汁为末，饭为丸如小豆大，一岁一丸，杏仁汤下。

### 雄朱丸

治小儿咳嗽有痰，潮热。

雄黄一钱半　巴豆七粒，去油　半夏半两，汤泡

---

① 醋：《普济方·婴孩咳嗽喘门》作“醋煮”。

上为末，糊丸小豆大，一岁二丸，姜汤送下。孙氏云：小儿咳嗽，生姜四两，煎汤浴儿。

**生金丸**

治小儿咳嗽有痰，气急可食。

人参　郁金　半夏泡　白矾煅，各一两

上为末，姜糊丸如小豆大，三十丸，生姜汤下。

**生银丸**

治小儿咳嗽痰盛。

半夏一两，姜汤泡七次　白矾煅，二两　寒水石煅，六两

上为末，糊丸小豆大，二十丸，姜汤下。

一方，加朱砂半两，名金银丸。

一方，加雄黄半两，名流金丸。

一方，加青黛一钱，名灵青丸。

**金井散**

治小儿脾肺蕴毒，肺损吐血，咳嗽。

上以金井石为末，三岁一字，藕汁入蜜调下出《本草》。

**雌黄丸**

治小儿咳嗽气粗有痰。

南星　雌黄　半夏各一钱　巴豆一粒，去油

上为末，糊丸芥子大，三岁十丸，生油滚过，生姜汤下。

**南星丸**

治小儿咳嗽涎盛，咽膈不利。

南星切片子，皂角水浸一夕，煮干　半夏姜汁浸　僵蚕一半醋浸，一半生用　白矾煅

上为末，等分，姜糊丸如小豆大，三岁三十丸，姜汤[①]下。

---

① 汤：此后原衍“蚕”字，据文义删。

如惊风涎盛，皂角水化破服，只生矾末、皂角水调，立效。

**玉霜丸**

治小儿咳嗽涎盛，咽喉不利。

半夏姜汁浸一宿，一两　粉霜半两

上为末，白糊丸如芥子大，三岁三丸，姜汤下。

**紫菀散**

治小儿咳嗽上气，喉中如水鸡之声。

射干　紫菀　款冬花各二两　麻黄四两　细辛二两　半夏半两　五味子六两

上㕮咀，三岁一钱，水半盏，姜、枣少许，煎三分，去滓，无时。

**紫菀丸**

治小儿新咳嗽气急。

紫菀二钱　款冬花二钱　甘草炙，一钱

上为末，炼蜜丸如鸡头大，三岁一丸，白汤化下。

**百部饮**

治小儿咳嗽喘急，日夜不得睡，目鲜如突出之状。

百部　生姜各八钱　细辛　甘草各三钱　贝母　白术　五味子各二钱　桂心四钱　麻黄三钱

上为末，三岁一钱，水半盏，煎三分去滓。

**桂杏丸**

治小儿咳嗽声哑，如疮痘声哑，不可用。

桂心去皮，一分　杏仁去皮尖，三钱

上为末，炼蜜丸如鸡头大，三岁一丸，白汤化下。亦治嗽血。

**润肺散**

治小儿涎嗽不绝，气急烦渴，可食。

麻黄二两　甘草一两　人参　知母去心，各二两半　陈皮一分　桔梗　阿胶炒　百部各半两

上为末，三岁一钱，水半盏，煎三分。

**款花散**

治小儿久新咳嗽，气急可食。

款花　知母　贝母　阿胶炒　甘草

上等分，为粗末，三岁一钱，水半盏，煎三分，去滓。

一方，贝母为末，沙糖为丸，含化，亦治嗽，甚妙。

又方，萝卜子炒为末，沙糖为丸，含化，治咳嗽。

**甜葶散**

治小儿咳嗽，有痰气急。

葶苈半两，炒　麻黄一分，去节　甘草　贝母　杏仁去皮，各一钱

上为末，三岁一钱，水半盏，煎三分，去滓。

**葶苈丸**

治小儿乳食冲脾，伤风咳嗽，面赤痰盛，身热气急。

葶苈炒　牵牛炒　杏仁去皮尖　防己炒

上等分，为末，枣肉丸如小豆大，三十丸姜汤下。

**人参丸**

治小儿咳嗽有痰，气急恶心，可①食。

人参　半夏泡　白术　川姜　南星炮

上等分，为末，姜糊丸如小豆大，三十丸，姜汤下。

---

① 可：《普济方·婴孩咳喘门》作“不”。

**参杏膏**

治小儿久新咳嗽，气急恶心，有痰，可食，咯血。

人参　阿胶炒　杏仁麸炒　款冬花　五味子　甘草　诃子炮，去核　贝母

上等分，为末，炼蜜丸如鸡头大，三岁一丸，白汤下。《千金》治咳逆短气，胸中汲汲，咯出涎唾，嗽出臭脓，用淡竹烧沥，再煎沸，一岁一药注。

**鹅石散**

治小儿咳嗽，涎盛不通，喉中鸣响。

鹅管石一钱半　井泉石三钱　朱砂半钱

上为末，三岁一字，杏仁汤调下。

一方，无朱砂，亦效。

又方，用雄黄半钱，鹅管石钱半，井泉石三钱。

又方，青黛一字，同二石为末

**肉汤丸**

治小儿咳嗽，痰涎不通，气急或痰壅成块。此药宜壮实小儿，用应热嗽与之，吐涎后以人参半夏丸即愈。此药能吐人，久嗽胃寒莫服。

铜青末一钱　皂角末　大黄末，各二钱

上为末，拌和糊丸如小豆大，三岁十丸，肥猪肉汤下。

**蛤粉散**

治小儿不因伤风得嗽，名胃嗽。

藿香半钱　枳壳麸炒　蛤粉各一钱

上为末，三岁半钱，蜜饭饮调下即愈。

**泻肺散**

治小儿伤风，肺经壅盛，咳嗽气急。

桑白皮炒　地骨皮各一两　甘草炒　白粳米各半两

上㕮咀，三岁一钱，水半盏，煎三分，去滓。

**补肺散**

治小儿久患咳嗽，气急有痰，恶心可食。

阿胶一两半，炒　鼠粘子一分，炒　马兜铃半两　杏仁七粒，去皮　糯米一两　甘草半两

上㕮咀，三岁一钱，水半盏，煎三分，去滓。

**百部丸**

治小儿肺塞壅嗽，微喘有痰。

百部炒　麻黄去节，各三分，先为末　杏仁四十个，去皮尖，麸炒别研

上为末，和均炼蜜丸如鸡头大。一方加松子五十个，沙糖丸，一岁一丸，熟水化，嚼吃，含化亦得。

**阿胶丸**

治小儿久嗽肺虚，气粗有痰，恶心可食。

阿胶一两，糯米一合炒焦，一用米　甘草炙　蛤粉炒　汉防己　杏仁去皮，麸炒　款冬花　香白芷　马兜铃各半两　干葛一两

上为末，炼蜜丸如鸡头大，每服一丸，水煎服。

**芦筒散**

治小儿久新咳嗽，气急有痰或咯血。

款冬花　官桂去皮　鹅管石　井泉石　甘草炙　白矾煅，各等分

上为末，三岁一字，藕汁调下，杏仁汤亦得。十岁以上芦筒内吸之。

**论喘急**

夫喘急者，肺心之不安也。巢氏云：肺气有余，即喘咳上气，若为风冷所加，即气聚于肺，肺胀胸满气虚也。肺主气，气为阳为

卫；心主血，血为阴为荣。皆由荣卫循行失度，阴阳虚实不调，形寒饮冷，不避乳食，饥饱不停，内则伤于肺，外则伤于皮毛，上不得下降，下不得上升，中不得分消，则令关膈不通，气道不利，邪客肺经，痰停胃脘，与气相逆，肺脘壅隘，故喘急鸣息。又有伤寒身热，喘急肺胀，胸满者，是表不解。小青龙汤、麻黄杏子汤。又嗽而喘者，时多涎唾，久则面目肿。

**喘急诸方**第十一卷亦有方

**鸡清膏**

治小儿涎鸣喘急，服药不退者。气实，小儿用之。

上以无雄鸡子一个，取清，入轻粉抄十钱拌和，银器盛，汤瓶上炖①熟，三岁尽食。当吐痰或泻即差，上喘或咳有痰可吐，如呕多则可下之，或太白散、珍珠丸。

**蜂房散**

治小儿肺气实，喘闷。

上以露蜂窠②锉碎，炒为末，三岁半钱，甘草汤调下。

**杏霜丸**

治小儿气逆喘急，肺管不利，并因咳嗽有痰。

马兜铃　杏仁去皮　蝉蜕各半两　砒霜一字

上煮枣二十枚去皮核，丸如小豆大，三岁一丸，冷薄荷汤下，饥服，服药了，不得吃热。

**苏子散**

治小儿咳逆上气，因乳哺无度，内挟风冷，伤于肺风，或啼气未定，与乳饮之，乳与气相逆，气不得下。

---

① 炖：原作“顿”，据上下文改。

② 窠（kē 科）：昆虫、鸟兽的巢穴。

紫苏子　诃子炮　萝卜子　杏仁炒　木香　人参各三两　青皮　甘草炒，各半两

上为末，三岁一钱，水半盏，姜三片，煎三分。

**如圣膏**

治小儿久新痢频，并后重，全不思食。

诃子炮，去核　甘草各三分，炒　罂粟壳瓦上炒，一两

上为末，炼蜜丸如鸡头大，三岁一丸，米汤送下。

**甘粉散**

治新生儿伤风嗽。

僵蚕直者　甘草纸衬瓦上炒，各半两　好粉少许

上为末，三岁半钱，新生半字，薄荷汤调下。

# 卷第十七

## 论卒中风

夫卒中风者，由肌肤脆弱，风邪所乘。气血闭塞，停结胃中，风热相搏，则化成痰，痰滞于胸膈，使阴阳之气内不得通，后不得泄，邪正分争，心神昏乱，故涎壅闷厥，不语不省也。方见第三卷。

### 论卒失音并不语声

夫咽喉者，气之道路。喉掩者，声音之门户。舌者，声之机。唇者，声之扇。风寒客于喉掩，即不能发声，故卒然而失音。钱氏云：口噤不语，失音也。孙氏云：口开不语，音哑也。闭目不语，卒疾而失音；目开不语，久病而无声。有口开失音，为风邪客于肺，肺主声而通于气，令外邪与真气相搏，真气虚而邪气胜，故声不通。有因病吐泻，大病之后，虽有声而不能言，又能咽药，此非失音，为肾怯不能上接于阳故也。钱氏云：当补肾，地黄丸。《宝鉴》云：痫病差后，不语者为风邪流滞于心络，使心气不和，其声不发。又云：寒客于喉掩，啼声似哑人，其有惊风盛发，因此不作声者，盖风涎灌于心肺也，宜吐之。急惊先吐后补，惊痫先补后吐，吐后再补。有慢惊差后不语者，并与对证惊药，并服通关散，自然声出。首尾补助安神膏，惊药在于第三卷，择用之。

### 失音不语方

**千金汤**

治小儿失音不语。

上以桂心㕮咀，十岁一钱，水半盏，煎三分，去滓，无时。

又以为末着舌上即语。

又竹沥饮之即差。

**僵蚕散**

治小儿失音不语，关膈不通，精神昏愦。

僵蚕半两　羌活一钱　麝香半钱

上为末，三岁半钱，姜汁少许调和，沸汤浸服。

又以菖蒲末着舌根上，频用之。

又方，细辛去苗为末，先用好皂角一茎去皮净，刷子蘸少水就上刷，令珠起，然后以指蘸皂角珠点细辛于牙紧处擦之。

**菖蒲散**

治小儿卒然喑哑。

上以菖蒲为末，五岁一钱，麻油泡汤调下。如卒然不语，吐出风涎即差。用好竹沥饮之，亦治口噤身热，不语。吐药在第三卷。

**桂菖散**

治小儿急中卒风，失音不语，立效。

桂心去皮，一两　石菖蒲一分

上为末，三岁一钱，水半盏，煎三分，不拘时候。若大病之后不语者，用猪胆汁调下，未语再服。

**粉姜散**

治小儿卒中急风不语。

上以粉干姜为末，安少许在舌上，时时用之，立效。

又通关散治不语方，在第三卷。

又方，治小儿中风口噤，乳不下，雄雀粪两头尖者为末，水丸小豆大，水下五丸。

## 论鼻衄

夫鼻衄者，是五脏热结所为也。血随气行，通流脏腑，冷热调和，不失常度，无有壅滞，亦不流溢。血得寒而凝结，得热而流散，热乘于血，血随气发，溢出于鼻窍也。又有因伤寒温疫，诸阳受病，不得其汗，热毒停聚五脏，故从鼻而出也。病差后唾血、咯血、下血者，此热毒积瘀，犀角地黄汤主之，初病亦宜服，方在第十五卷。

## 论吐血证

夫吐血者，由荣卫气逆也。荣者，血也；卫者，气也。荣卫相济，不失常道，一有所胜，则致妄行。血者，水也。决之东则东流，决之西则西流，气之使血，其势如此。巢氏云：吐血者，是有热。气盛而血虚，热乘于血，血性得热则流散妄行，气逆则血随气上，故令吐血也。又或饮食大饱之后，脾胃内冷，不能消化，忽吐所食之物，气血相冲，因伤肺胃，亦令吐血。若久嗽气逆，面目浮肿而嗽吐血者，是肺虚损也。嗽部有方。

## 论大便血

夫大便血者，是大肠热结损伤所为也。脏气既伤，风邪自入，或搐热，或积冷，或湿毒传于脾胃，或疳食伤于脏腑，因兹冷热交击，疳湿互作，致动血气停留于内，凝涩无归，渗入肠中，故大便下血也。又有或腹胀，冷气在内攻冲，亦令大便下血。又因风冷乘虚，客入脾胃，或瘀血肠胃，湿毒下如豆汁。又疳伤于脏，亦能便血。若上焦心肺积热，流注大肠，亦令大便下血也。亡血脾弱必渴，久则血虚，其人必肌体萎黄，头发不黑矣。

## 血病诸方

### 黄芩膏

治小儿衄血、吐血、下血。

上以黄芩为末，炼蜜丸如鸡头大，三岁一丸，浓盐汤下。

一方，百叶石榴花为末，吹鼻，治衄血、吐血。

一方，定州瓷器末，治呕血、破血，止血。

又方，鼻衄久不止，用剜耳许入鼻立效。又治小儿面目卒得黑丹如芥状，不急治，遍身即死，以猪脂调涂之即愈。

### 柏枝散

治小儿衄血、吐血。

柏枝干者　藕节干者

上等分为末，三岁半大钱，藕汁入蜜，沸汤调下。

一方，白芍药为末，磨犀角汁调，治咯血、衄血。

又方，龙骨为末，吹鼻，治衄血。如咯血、吐血，藕汁调下半钱。

又方，治吐血不止及唾血，蒲黄冷水调，生地黄汁调下尤妙。

### 龙胆丸

治小儿衄血不止。

黄连　龙胆草

上等分为末，糊丸如小豆大，三岁三十丸，或作散子，以浓盐水送下三黄丸亦效。

一方，研好墨，滴鼻中。

一方，烧乱发，吹鼻内，茅花汤亦得。

### 青苔散

治小儿鼻衄、吐血，亦治淋沥，小便不通。

上以船底青苔，日干为末，三岁一钱，藕节汁入蜜少许调下。淋沥，木通汤调下。

**柏皮汤**

治小儿衄血至一二胜闷绝。

柏皮一两　栀子一两　甘草炙，半两

上㕮咀，三岁一钱，水半盏，煎二分，去滓服。

一方，剪金花蒸叶阴干，水煎服。

又一方，白及末水调，涂鼻上并囟门，立止。

又一方，蓖麻叶涂油炙热，熨儿囟上，血止。

**独圣散**

治小儿吐血嗽血。

上以赤芍药为末，藕汁蜜少许调下，食后。

又方，桔梗煎汤调下，及治衄血、下血。

**双黄散**

治小儿吐血，百治不差，十无一失。

上以大黄为末，取生地黄汁微煎入蜜调下，量大小加减服之，三两服立效。

又一方，以白胶香为末，新汲水调下。

**桂心膏**

治十岁以上久吐血，气虚，胸膈不利。

上以桂心为末，取生地黄汁、姜汁、蜜等分熬稠为丸如鸡头大，十岁两丸，取藕汁入蜜，白汤化下。

**辰胶散**

治小儿吐血。

阿胶炒　蛤粉等分　辰砂少许

上为末，和粉红色，三岁一钱，藕汁和蜜调下。

一方，藕节日干为末，人参蜜汤调下，能消瘀血。

**刺蓟散**

治小儿九窍出血。

上以刺蓟一握，绞汁入好酒合和服之。如无青者，干者为末，冷水调下，三岁一钱。

**胶黄散**

治小儿大衄，口、鼻、耳出血不止，十五六儿阳盛多此病。

阿胶一两，炒　蒲黄半两

上为末，三岁半钱，生地黄汁微煎调下，以帛急系两乳头，随血左右，两窍俱出，并系两乳。

**石粉散**

治小儿衄血日夜不止，头疼心烦。

烂寒水石煅　牡蛎煅

上等分为末，三岁半钱，冷水调下，连进二服。

一方，人中白烧灰为末，吹鼻立止。

一方，青竹茹烧灰，入麝香吹鼻，并效。

一方，蒜去皮研细，摊饼子如钱大，厚一豆许，左鼻出血贴左足心系定，右亦如之，两鼻出血两脚如之，血止急洗去。

**桂心散**

治小儿吐血或便血。

上以桂心去皮，不见火为细末，三岁半钱，藕汁同蜜半匙调下，立效。

冒风汤亦治下血。

**箬叶散**

治小儿大便中有血或绝下血。

上以茶箬烧灰存性为末，米汤调下，食前。

**五倍丸**

治小儿大便下血，如肠风脏毒。

上以五倍子焙干为末，炼蜜丸如小豆大，三岁干三十丸，米汤空心下。

**诃灰散**

治小儿因痔大便有血。

上以诃子烧存性一半为末，米汤调下，食前，三岁一钱。

一方，橡斗子①合白梅湿纸裹烧灰存性为末，米汤调，食前。

**论小便出血**

夫小便者，盖心主血，与小肠相合。血之流行，周遍经络，循环脏腑。若热聚膀胱，血渗入脬，故小便血出也。

**论诸淋**

夫淋者，有热淋，有血淋、石淋、气淋、寒淋五者，大同小异。热淋者，三焦有热，气传膀胱。《飞仙论》云：热气传于膀胱与肾，为热淋也。血淋者，久热积聚，结涩脬中。巢氏云：热甚入脬，多成血淋也。石淋者，肾热水绝，结化为砂石。孙氏云：肾热水结，化为砂石。巢氏云：肾为热所乘，则石淋也，其状茎中痛甚者，令人闷绝故也。气淋者，膀胱受冷，小肠胀满。巢氏云：肾虚膀胱受肺之热气，气在膀胱则胀。肺主气，气为热所乘，故流入膀胱，气壅不散，小腹气满，水道不通利，故小便结滞而成气淋。寒淋者，取冷过度，寒颤后尿。巢氏云：取冷过度，下焦受之冷气入脬，不能禁约于水。小便者，水溢之余，膀胱为津液之府，即受冷气，脬中衰弱，不能禁约于水，故遗尿成寒淋，其状先寒颤后尿是

① 橡斗子：即橡实。《本草纲目·果部》："橡实，释名橡斗。"

也。皆由冷热之气客入肾与膀胱，流渗脬中之所致也。

### 淋沥诸方

**桃胶丸**

治小儿诸淋并小便出血，阴茎中痛。

上以桃胶一块如枣大，水半盏，煎三分，日进三服，下石子如豆，石尽止。

一法，用炒盐帛包熨小腹。

又方，船下青苔煮汁治淋。孙氏云：尿在脬中为屈僻，津液不通，以生葱叶尖内阴茎中深三寸，用口吹令脬胀，津液大通，便愈。

一法，生姜切作姜块，作槌子样，内①阴茎孔中深二三寸，便利。

又一方，琥珀为末，灯心汤调下，立效。

红龙散治淋甚妙，方在第十五卷②。

又方，脐中着盐，灸之即通。

**箬灰散**

治小儿尿血，阴茎中痛。

上以多时茶蔀③中箬烧灰存性用一两，滑石末半两并为末，三岁一钱，灯心煎汤调下。

又方，治小便黄赤不通，用石韦、车前子等分，水煎去滓。

又方，梁上尘去烟远者一撮，水调服，治小便不通及脬转。

**金沙散**

治小儿小便淋沥不通。

---

① 内：原作“肉”，据上下文改。

② 方在第十五卷：原文有误，此方应在第十二卷。

③ 茶蔀（bù 部）：甘，寒，清热止血，解毒消肿。

郁金　海金沙　滑石　甘草等分

上为末，三岁一钱，煎落帚①母汤调下，灯心木通汤亦得，冬瓜最治小便不通，淋沥并渴。

**立效饮**

治小儿诸淋不通，茎中疼痛。

木通　甘草　竹胡荽②　滑石　海金沙　山栀子　槟榔各等分

上㕮咀，三岁一钱，水半盏，煎三分，去滓。

**玉浆散**

治小儿小便不通，茎中淋痛，心躁烦渴。

滑石一两　甘草二钱，炙

上为末，三岁一钱，灯心汤调下，乱发烧灰酒调，最治小便不通。

**桃仁汤**

治小儿气淋，水道不通，余沥疼痛。

茴香　紫苏　槟榔各一两　木通　当归　人参　巴戟去心　赤茯苓各三钱　桃仁炒去皮，半两

上㕮咀，三岁一钱，水半盏，煎三分，去滓，食前。

**龙香丸**

治小儿寒淋，因热淋服冷药太过，小便不禁，或取冷过度，下焦受冷，冷气入脬，不能禁止，故遗尿。

龙骨煅　牡蛎煅，各一两　茴香炒　白茯苓各半两

上为末，糯米糊丸如小豆大，三岁三十丸，茴香汤下。

---

① 落帚：地肤别名。《神农本草经》："郑樵云：地肤，曰落帚，亦曰地扫。"

② 竹胡荽：原作"竹胡要"，据《普济方·婴孩大小便淋秘门》立效饮改。

一方，加赤脂半两。

又方，同前治及久患寒淋，进退不定，尿如脂膏，遍数无度。

茴香炒，一两　金液丹二两　粳米三两，炒　龙骨半两，煅

上为末，糯米糊丸小豆大，每服百丸，盐汤或温酒送下。

**论阴核肿**

夫阴肿核肿者，由儿啼怒，躯气逆不顺，乘虚而行，阴核偏大。又因疳肥不节，生冷过度，致生疳气，气结不流入阴中。或伤暑毒，或触风邪，使血气与邪气相搏，停结不散则成阴肿。巢氏云：邪气冲于阴，与血气相搏则成阴肿也。

**阴肿诸方**

**乳香丸**

治小儿疝气偏坠。

乳香　青木香　昆布洗，各三钱　牵牛炒　藿香各半两

上为末，炼蜜丸或枣肉丸如小豆大，三岁二十丸，盐汤下。第七卷牵牛散亦治。

**牡丹丸**

治小儿疝气。

桃仁炒，去皮，三钱　牡丹　白蒺藜炒，去刺　桂心各半两　郁李仁去皮，炒，一钱

上为末，炼蜜丸如小豆大，三岁三十丸，温酒下。

后方治小儿疝气，发时肿痛如刺，以生射干汁服之，亦可作丸子服。

**万灵丸**

治小儿疝气偏坠。

京三棱湿纸煨　茴香炒，各一两　斑蝥一钱，蛤粉炒，去头足

上为末，酒糊丸如小豆大，三岁五丸，茴香汤下，食前，常服渐退住药。

**茴香散**

治小儿疳疝气攻，阴核肿大。

茴香炒　川楝子去核　牵牛　巴戟等分

上为末，三岁半钱，灯心汤调下。

一方，牵牛为末，糊丸小豆大，三岁三十丸，米汤下，常服尤佳。

**粉连散**

治小儿阴肿生疮。

胡黄连　胡粉各半两　白矾一钱，煅

上为末，生油调涂。

一方，蛤粉三钱，川乌头一钱为末，水调涂，日两次即差。

**鸡翅散**

治小儿阴核肿大。

上以鸡翅六茎烧灰，京三棱煎汤，涂左肿用左翅，右肿用右翅。

**三棱散**

治小儿阴疝核肿。

上以京三棱面裹煨焦，去面，将三棱为末，三岁半钱，空心盐汤下。

# 卷第十八

## 论痈疽疮疥火瘅等

夫痈疽、疮疖、瘰疬、结核、疥癞、毒肿、赤游、瘾疹、火瘅等，皆由风邪客搏，经络涩滞。经曰：五脏不和，九窍不通；六腑不和，流结为痈。或积毒热，气不得宣，行入于皮肤。或发头面，或发虚处，无故身热，微觉憎寒。或有痛处，按之必热，乃痈疖欲发也。其有火瘅，立名多端，乃古人强为之名也，大抵治法同一理。

**痈疽疮疖火瘅等方**

**五香汤**

治小儿一切痈疽、肿毒、疮疖、瘰疬、瘾疹、火瘅、赤游等疾。

连翘　木香　沉香　熏陆香即乳香　射干　升麻　独活　桑寄生　通草　麝香　丁香各一两　大黄半两

上㕮咀，三岁用一钱，竹沥煎汁，去滓服。

**龙角散**

治小儿痈疽肿疖一切等疮。

地龙去土，一两　荆芥穗一两　甘草炙，一两　皂角刺三两，润者杵去骨，用皮，湿秤

上为末，每服一钱，酒水合半盏，煎三分，去滓，调入乳香末半钱，加减服。

又方，忍冬草、甘草、大黄等分为末，依前法煎，调乳香末。

又方，治软疖，生涩柿子连皮薄切焙干为末，每以少许轻

粉，三之一薄薄牛皮胶水调成膏摊熟帛上，贴之。先用温汤净洗之，去脓，可一贴而愈。

**斑蝥丸**

治小儿久患疬子，未破者取下。

斑蝥七枚，蛤粉炒，去头足　淡豉七粒　轻粉一钱

上为末，津唾丸小豆大，十岁十五丸，空心槲皮煎汁下。至夜，取下如鸭子，曰：核渐消。未全退，十日后更取之。

又方，治生新疬，草乌头末井水调涂，自消。已破者，净洗，先以膏药贴疮口，后以药涂十数次即瘥。如小便涩，以滑石末半钱，灯心汤调下。

**独效散**

治小儿诸瘅毒赤流肿。

上以柏枝研细涂，立效。

又，调白矾汁频频拭之，即消。

又方，以芒硝泡汤拭之，亦效。

**黄皮散**

治小儿遍身火瘅并赤游。

上以黄皮、山栀子等分为末，雪水调涂即瘥。

又方，绿豆、大黄为末，薄荷蜜水调涂。

又，马齿苋研涂火瘅。

又，淬铁水少许饮之，并抹身上。

又，黄芩水调亦效。

**姜矾散**

治小儿火瘅并一切风疹、赤游肿。

生姜五两，切片子　白矾二两半，同上调，少时日干不见火

上为末，生姜自然汁调，鹅毛拂之。

又方，牵牛末，薄荷、蜜水调下，食后大便利是效。

**土朱散**

治小儿风疹，进退肿痒。

上以土朱、当归等分为末，冷酒调下一钱，兼用涂之。

又，顺火草、生姜和皮盐同研，擦痒处即消。

又，巴豆五十粒，去心皮，水三升，煎一升，以绵内汤中拭病处，随手便消，并治手足兼身肿。

又，以大戟煎汤，热淋三五次，风毒、手脚肿、瘾疹即消。

又方，治瘾疹、疕瘰[①]，牛膝为末，酒调下，三岁半钱。

又方，治同，石灰水、醋调涂即消。

**芍药散**

治小儿奶癣疥癞。

赤芍药　黄连　蛇床子等分

上为末，入轻粉半钱，麻油调涂，先洗破立效。忌动风物。

**杂证并方**

长大不行肾肝不足

长发不出受胎母气不足

长大不语心气不足

手挛不展肝气不足

长齿不出受胎父气不足

脚挛不展肾肝气不足，方见三卷

**茄茸丸**

治小儿数岁不行，曾经大效。

---

① 疕瘰（bǐluǒ 比裸）：疕，疮上结的痂；瘰，同“瘰”，疾病名，多发生在颈部，症状是患处发生硬块，溃烂后流脓，不易愈合。

麝香　茄茸　生地黄　当归　黄芪　虎胫骨酒炙黄枯焦

上等分为末，羊髓四两，煮烂和丸如小豆大，十丸，磨沉香汤下。

**菖阳丹**

治小儿数岁不语。

石菖蒲　远志去心　桂心去皮，各一两　人参　黄芪　酸枣仁炒，去皮　黄连各半两

上为末，炼蜜丸如鸡头大，每服一丸，用生姜汤化下。

**菖蒲丸**

治小儿心气不足，五六岁不能言。

石菖蒲　人参各半两　丹参二钱　麦门冬一两，去心　天门去心，一两　赤石脂二钱半

上为末，炼蜜丸如小豆大，每服三十丸，温水下，日三服，久服取效。

又有病后肾虚不语者，宜兼服地黄丸，无时。

**鸡头丸**

治小儿诸病后不能言。

雄鸡头一个，酒炙　鸣蝉三个，炙　大黄炮　甘草炙，各一两　当归三钱　木通半两　黄芪　川芎　远志去心　麦门冬去心，各三钱　人参半两

上为末，炼蜜丸如小豆大，每服十丸，米汤下，久服有效。鸡、蝉二物取死者，不可杀用。

**香附丸**

治小儿长齿不生。

香附子大者，去皮　沉香各半两　雄雀粪两头尖者，烧　槟榔各一分

上为末，羊髓二两，煮烂和成膏小豆大，每服十丸，麝香汤送下。

又方，或因落齿不生，取牛粪中黑豆二七粒，去头上皮，以此豆开处注齿根上，时时用之，即效。

又，取路旁遗①却稻粒于齿落处点二七下，其齿自生。

**苣藤②丸**

治小儿头发不生。

当归　生干地黄　芍药各一两　苣藤一合　胡粉半两

上为末，炼蜜丸如小豆大，三岁三十丸，煎黑豆汤下，兼化涂头上。

**京芎油**

治小儿头发不出。

秦艽　香白芷　京芎　附子　蔓荆子　零香各等分

上细锉，用绵裹定，生麻油三斤，于瓷器中浸二十一日后涂头上，不得滴在面上，恐便生毛。

**通顶散**

治小儿脑热，脑枕骨疼，脑热闭目不开，或头风痛，攒眉啼哭并赤目。

龙脑　薄荷　川芎各半两　山茵陈　甘草各四钱　朴硝三钱，甜硝亦得

上为末，以少许吹鼻即效，只用朴硝吹鼻即止。如要嚏喷，加踯躅花一钱。

又方，治头风痛，川乌为末，醋调涂顶上、囟角、太阳穴之上，须臾即止。

---

① 遗：原脱，据《普济方·牙齿门》补。

② 苣藤：疑为巨胜，即芝麻。

又方，苦葫芦子为末，吹鼻即止。

**二黄散**

治小儿脑冷，脑浆水流下从口鼻出，气息甚恶，久不瘥，能害命，大人同治，仙方也。

硫黄好者　黄丹炒　香白芷

上等分为末，少许吹鼻内，三五次即瘥。

**失笑散**

治小儿诸病并汗后不得睡。

草乌头醋煮，切片，麸炒　莨菪子　酸枣仁炒，去皮

上等分为末，每服半钱，水醋各半盏，煎至三分，两服便睡。

**醒睡散**

治小儿诸病后多睡。

白僵蚕二钱　威灵仙三钱　大戟一钱

上为末，每服半钱，腊茶清调服，二服便醒。

**涂囟法**

治小儿天吊惊风。

草乌炮　芸薹子等分

上为末，新汲水调涂囟顶上。

**左经丸**

治小儿筋骨疼痛，手足不遂，行步不能。

草乌头内白者，去皮尖　木鳖子去壳，入水研　当归　白胶香　五灵脂各三两半　斑蝥百个，去头足，醋炙干，再焙，蛤粉炒

一方加破故纸、玄胡索与上各等分。

上为末，用黑豆去皮生杵为粉，醋煮成糊，丸如鸡头大，五岁半丸，酒磨下，无时。

**地黄丸**

治小儿肝肾虚，两胁拘胀，多恐悲哭。又治大病后不能作声，是肾怯不能上接于阳。又治禀受肾气虚，头骨开。

熟干地黄八钱，焙秤　山茱萸四钱　泽泻　牡丹皮　白茯苓各三钱　山药半两

炼蜜丸如小豆大，三岁七丸，空心温水下。

**黄白散**

治小儿大便黄沫，如蟹吐沫，良久即青，脾之虚热也。

大黄　白术等分

上为末，每服半钱，水半盏，煎三分，空心。

**泻黄散**

治小儿身凉身黄，睛黄疳热，口臭唇焦并泻黄沫，脾热口甜，胃热口苦。

藿香七钱　山栀子一钱　石膏半两　甘草三两　防风四两

上锉细，同酒蜜微炒香为末，每服半钱，水半盏，煎三分，去滓服清汁。亦治弄舌。

**逐黄散**

治小儿黄疸，食疸，脾热，眼黄。

上以瓜蒌青者焙为末，每服一钱，水半盏，煎三分，去滓，临卧服，立效。五更初泻，下黄水立可，治酒黄极妙。

**葶苈丸**

治小儿黄疸，大小便难，喘粗气急。

甜葶苈二两，炒　大黄一两，炒

上为末，炼蜜丸如小豆大，每服十丸，米汤送下。

**苦参丸**

治小儿谷疸，其候食必头眩，怫郁不安而发黄，皆由失饥太饱，

攻冲脾胃，腹满气粗，烦渴。

苦参一两　龙胆草半两

上为末，牛胆汁和捣三五百下，丸如小豆大，每服二十丸，米汤下，无时。

**地黄汤**

治小儿舌苔黄，舌上出血，舌肿，舌裂，舌上芒刺，舌卷，舌黑，舌赤并理诸舌病。

黄芩　生地黄等分

上㕮咀，三岁一大钱，水半盏，煎三分，去滓。

一方加赤芍药、甘草，如舌干燥者，调胃承气汤并人参白虎汤，方在第十五卷①。

一方，治舌卒肿如猪胞状，须臾即死，以百草霜和盐涂舌上下立消。

一方，治鹅口，重舌，以牙硝涂之。朴硝治口疮、喉闭，水调下。

**天麻散**

治小儿惊痫潮热，头疼疮痘等。

青黛　天麻　白附子各半两　甘草　川芎　香白芷各一钱

上为末，三岁半钱，薄荷汤调下。

又方治壮热，痫热，鼻衄，渴躁，心烦，解毒药，消下肿。风疹，肿毒，寒热，赤眼，天行狂热，并以蓝汁服之。

又方，治急痫，蚀口鼻，数日欲死，以蓝淀涂之，频用即瘥。

**独圣散**

治小儿头疼心痛。

① 方在十五卷：原文有误，此方应在第十一卷。

上以当归近尾半节为末，酒调下半钱，大人亦治。又婴儿夜啼，乳汁调下少许即瘥。

**莳萝丸**

治小儿气胀霍乱，呕逆腹冷，食不下，两胁痛。

上以莳萝为末，糊丸如绿豆大，三岁三十丸，青皮汤下。

**圣丸子**

治小儿水气腹肿，霍乱呕逆，腹冷食不下，两胁痛并下痢脓血，小便赤涩。又理肺气，喘急咳嗽。

上以葶苈子隔纸炒为末，枣肉丸如小豆大，三岁三十丸。

水肿，桑白皮汤。

下痢，松树皮汤。

小便赤涩，灯心汤。

喘急咳嗽，人参杏仁汤送下。

如痢后肿，先服益黄散，次与之。

**三效散**

治小儿粪前后血下并肠风下血不瘥。

粪前血，柘榴皮为末，煎茄枝汤调下。粪后血，五倍子为末，煎艾叶汤调下。粪夹血或肠风下血，茄蒂烧灰存性为末，米汤调下。

上三岁半钱，大小加减与之，食前。五倍子为末，米汤调下，最治泄痢；艾叶煎汤治吐血、泻血。

**魃奶散**

治小儿饮母魃奶，黄瘦。

豆蔻　母丁香　宣连　胡黄连等分

上为末，三岁半钱，空心米汤调下，出客气方。

**涩肠散**

治小儿久痢后，大肠头脱出不进。

诃子炮　赤石脂　龙骨各等分

上为末，腊茶少许和药掺肠头上，绢帛揉入甚妙。

又治痢，米汤调。

又方，治脱肛，五倍子炒为末，入茶，依前方用极妙。

**龙肝散**

治小儿壅肿，鼻衄下血，夜啼，脐湿，火丹，赤游肿，汤火热油疮等。

上以灶心土名伏龙肝，经十年以上者为末，醋调涂肿处。鼻衄入蜜水调服。肠风下血，米汤调。婴儿夜啼，钩藤汤调下少许。脐中疮湿久不瘥，干用。火瘴，屋漏水调涂，冷水亦得。赤游肿行于身上，至心即死，鸡子白调涂。

一方，治汤火灼疮，石灰水调涂。

一方，治衄，釜底墨吹鼻即止。

一方，治热油汤火烧痛不可忍，石膏末傅之，又白石脂火煅为末，干傅，并脐中汁出赤肿。

**铁液酒**

治小儿十岁以上耳聋，并脓耳及耳后生疳疮。

上以铁烧令赤，投酒中服之，以好磁石塞耳内，大人亦治。

又雄黄、硫黄为末，绵裹塞耳内。

又舶上硫黄为末，内耳中治脓耳，先绵搌净用即瘥。

又治耳后月蚀疮并疳疮，胡粉炒用，麻油调涂之疮上。

**桂肝丸**

治小儿睡中遗尿不觉。

上以桂为末，雄鸡肝煮熟，等分杵为丸如绿豆大，三岁三十丸，温水日进三服。

## 香蝎丸

治小儿白虎疬疖①，诸风疼痛，游走无定，状如虫啮，昼静夜作，及一切手足不测疼痛。巢氏云：按《堪舆历游年图》有白虎神，太岁在卯，即白虎在寅也。准此推之，知其神所在，小儿有居处触犯此神者，便能为病②。《圣惠》云：白虎风者，是风寒暑湿之毒因虚所起，将摄失理，受此风邪，经络结滞，血气不行，蓄于骨节之间，或在四肢，肉色不变，其疾昼静而夜发，即彻骨髓酸，其痛如虎之啮，故名曰白虎风也③。其状身微热，有时啼叫，有时身小冷，屈指如数，似风痫，但手足不瘛疭，此药能治之，甚验。

川乌头大八角者三个，生用　全蝎二十一个，生用　黑豆二十一粒，生用　地龙去土，半两，生用

上为末，麝香半字，研拌糯米糊丸如小豆大，三岁十丸，酒送下，临卧服，如微有汗即瘥。

## 古法修制节度

凡药有酸、咸、甘、苦、辛之五味，寒、热、温、凉四气，有毒、无毒，阴干、曝干，收采各顺四时新陈，别其真假。凡修合并须精细，药有分剂斤两轻重，多少不可妄有增减，用得其宜，与病相会，入口必愈。药有宜丸者，有宜散者，宜水煮者，宜酒渍者，亦有不可入汤酒者，不可犯火气者，并如本法不可改易。凡捣罗药恐有铁屑，以好磁石搅熁④取之。凡病在胸膈以上者，先食后药。病在心腹以下者，先服药后食。病在四肢血脉者，宜空服。病在骨髓者，宜饱满，临睡并依本法次

---

① 白虎疬疖：病名，又称白虎风、历节风、痛风。

② 按……为病：语见《诸病源候论》卷四十八。

③ 白虎……风也：语见《太平圣惠方》卷二十二。

④ 熁（xié 协）：烤。

第服之。凡药须要酒服者，以助其势，饮者直攻其疾，有冷有暖，有疏有数，并如本方，不可妄服。凡药须去苗去核，有燥有湿，将欲杵合，再秤取足分两，或差应病必误。凡药筛了，即须再箩，贵其均细。凡合和丸药成团，必须再杵千百下，视其色理和同，亦得易丸。凡丸蜜剂，取药分两等齐，炼蜜合和，滋润全胜，火熬法用蜜如本方。凡煮药用微火，煎令小沸，用水多少，煎及分数，并依本方修合。本方自有修制，切在依禀，不可更变。凡药有三品，禀性不同，攻病既除，不可尽剂。凡服药有先后，有早晏，盖相须而相使，或相反相制，但从本方，不可更易。





**论修合药饵**

凡修合药饵，切要精细洁净，分两停当，炮、炙、炒、焙，分别州土，深晓反恶，次后合以为末，始可合和。用不湿器盛之，勿令尝嗅，不可众鼻众口尝之，恐药味少无效。不可全用古方，恐分两差误。今之与古人，风俗不同，岂得更用古方分两。今时医者，修合小儿药物，唯少是妙，故别立圭则。而今时凡用一刀圭者，即今用一钱匕。一钱匕者，满抄一钱末，或云一钱者，是秤之一钱也，此二说明矣，更无疑焉。夫秤二钱半为一分，四分为二两，但依此修合无误也。

**炮炙煎煮例**

凡汤皆㕮咀，谓锉如麻豆大。利汤欲生，宜少水而多取；补汤欲熟，宜多水而少取。凡用生姜、大枣、竹叶、粳米、瓜蒌实，皆煎时入。胶饴、朴硝、麝香，皆汤成去滓后，入再煎一沸令均。凡方称熬者，是炒也。桂削去厚皮至有味处止；厚朴去皮；生姜汁炙；麻黄去根节；甘草炙；附子炮裂去皮；枳实去瓤，以麸皮炒，用商州大枳壳为佳；牡蛎煅；大黄本法清酒洗，或令于饭甑中略蒸过，或湿纸裹微煨；杏仁去皮尖；犀角取屑；麦门冬去心秤；半夏汤浸七次；鳖甲剥洗净醋煮。生地黄如无只用干地黄，每干地黄五两当生地黄一斤，芒硝如无可用朴硝。

**服药食忌例**

有茯苓勿食醋物；

有鳖甲勿食苋菜；

有细辛勿食生菜；

有地黄勿食芜荑；

有藜芦勿食狸肉；

有牡丹勿食生胡荽；

有常山勿食生葱菜；

有天门冬勿食鲤鱼；

有空青、朱砂勿食诸血；

有商陆勿食犬肉；

有黄连、桔梗勿食猪肉；

有甘草勿食松菜、海藻；

有半夏、菖蒲勿食饧糖、羊肉；

有巴豆勿食芦笋羹、野猪肉；

有术勿食桃、李、雀肉、胡荽、大蒜并青鱼；

上服药不可多食，生胡荽、生杂菜，诸滑物肥羹油腻，猪、犬、肉、鱼脍腥臊，并忌见不祥物。

# 卷第十九

**病源歌**诸歌中不见治法，各有正方一百一十三首

**胎风腹痛**

胎病变胎风，胎惊变不同。

胎痫寒腹痛，胎热搐如弓。

**内吊夜啼**百日内外多有此证，方在第三卷

盘肠内吊軀身哭，气吊疼时曲脐腹。

每夜多啼直至明，胎中有毒肠间搐。王氏云：气吊发动先腰曲。《宝鉴》云：小儿胎中受风寒，生下令儿不得安。

**盘肠吊痛**十岁上下多有此证

盘肠吊痛令儿哭，气刺攻冲声漉漉。

脐上如蛇隐见形，发歇无时因积毒。

**只吐不泻**恶候。急利大便

伤乳焦胸膈，生痰作吐频。

不宜尿粪涩，尤忌燥红唇。

**壅乳生吐**恶候。方在第二卷

孩儿何呕逆，壅乳为伤脾。

解脱因风冷，频频吐不宜。

《素问》云：食则呕者，物盛满而上溢。巢氏云：小儿吐哯者，乳哺冷热不调则停胸膈，因哺乳前后相触，气不宣流，故令儿吐哯也。

**吐乳发搐**恶候。方在第三卷

吐乳频频必发惊，脾虚困弱失精神。

精神既失涎潮噎，囟肿青筋不救因。囟陷亦同。

**哯乳生涎**

哯乳非为吉，生涎甚可疑。

斗睛防制搐，哑口必惊危。

**食停中脘**急利大便

食停中脘内，呕逆气难通。

不泻时为痛，生痰必引风。

**嗞煎生惊**

嗞煎无休歇，风生五脏中。

面青因腹痛，不尔变惊风。

**呵欠生惊**

呵欠若频频，睛斜撮口唇。

虽然惊未发，啼哭动心神。

**摇头生惊**

摇头频擦面，拗颈亦因风。

目眨青鲜绽，牵身势若弓。

**悲喜莫乳**

悲喜令儿乳，痰涎嗽不通。

停留胸膈上，吐逆必生风。

巢氏云：小儿饮乳，因冷热不调，停积胸膈之间，结聚成痰，痰多则令饮不下，吐痰沫，变痰结，微微壮热，痰食壮热不止发惊痫。

**肺冗伤风**

肺冗伤风冷，痰涎嗽喘声。

嗞煎因有热，恍惚自然惊。

**伤暖伤风**

伤暖伤风冷，令儿鼻不通。

乳多咽不利，痰聚引惊风。

**咳嗽因风**

咳嗽因风肺受寒，痰涎喘急睡难安。

时时发热心烦躁，脸赤唇红口鼻干。鼻内流涕亦然。

钱氏云：嗽而吐痰，风在肺，以麻黄辈发散。孙氏云：嗽而不吐痰，热在上焦，甘草、桔梗。身热嗽受邪重，身凉受邪轻。

**胃冷咳逆**治法在第十卷用香南散①方

咳逆寒生胃，连声最损人。

卫虚荣不顺，牵引痛频频，

肺冷传于脾胃。《素问》曰噫。巢氏云风冷伤于肺。

**鼻塞不通**

邪客皮毛肺中风，致令鼻塞气难通。

寒停囟户流清涕，息肉生成满鼻中。

**鼻流清涕**

鼻内流清涕，原因肺感寒。

---

① 香南散：全书未见此方，存疑待考。

寒停传囟户，臭涕不曾干。

**喘息声嗄**恶候

寒邪伤肺搶，啼哭哑无声。

气结停胸膈，痰涎喘自惊。

**惊喘痰噎**

惊喘痰潮噎，风惊又食伤。

盖因三种作，发热体如汤。

**惊痰壅滞**

痰涎壅乳滞胸中，膈节令儿气不通。

嗽吐自然生喘急，精神恍惚变惊风。

**惊后成痫**

慢惊虽差后，涎唾溢难收。

发歇成痫疾，精神不自由。

**惊后肢软**

慢惊虽差后，神思一如痴。

不语因痰滞，须防软四肢。

**惊风不语**恶候

惊风得病不能言，只被风邪五脏绵。

涎滞肺心关气道，致令声语不相连。

**痫病潮歇**

痫来仆地口流涎，嚼舌唇青眼鼻牵。

头颤手摇痰壅噎，朝昏退省复依然。

**痓病强直**恶候

强直反如弓，神昏似中风。

涎流唇口动，瘛疭与痫同。

**癫狂嗔喜**

重阴相胜必为癫，嗔喜无时面目鲜。

阳盛两争强自作，或歌或哭妄惊眠。

**伤寒惊狂**

伤寒身热发狂癫，脸赤唇红目又鲜。

气促生涎多渴燥，翻睛牵口不曾眠。

**伤寒结胸**恶候

伤寒因下早，肿痛结胸间。

痞闷时为喘，皮肤作紫斑。

**时气传变**仲景云：寒毒藏于肌骨至春即发病

时气因邪触，春秋及夏冬。

受邪肌肉内，伤客卫荣中。

头①痛浑身热，心烦两颊红。

鼻清涎嗽嚏，传变似伤风。

**夜热日凉**

夜热身如火，才明依旧凉。

非干邪气作，盖为客风伤。

疳热尿多赤，脾蒸粪带黄。

汗来方始退，肌体渐羸尪。

**头热身凉**六合汤。第十三卷

头热却身凉，阴亏不顺阳。

---

① 头：原脱，据《普济方·婴孩门》补。

阴沉阳不降，病作必为殃。

**头热头疼**同前法

诸伤伤脑户，热痛只攻头。

阴被阳相隔，荣行卫不流。

**身热发厥**久泻利多此虚热。治法在十三卷

气虚多发厥，血虚须作热。

气血若俱虚，身热手足厥。

**久热筋疼**

久热伤筋骨，伸舒痛若风。

亦能成软弱，气血不能通。

**久热头晕**

久热生头晕，心虚卧不宁。

骨蒸微有汗，憔悴减容形。

**风热相竞**驱风膏、宣风散。第二十三卷治法

风热互相竞，风挛不自由。

疼牵腰脊曲，痛引热攻头。

**掩面惊哭**驱风膏、琥珀散。依第二十二卷断齿法

掩面藏头哭，心虚怕见人。

惊潮肝肾作，戛齿及牵唇。

**伏热生惊**治法第二十二卷

伏热生涎燥，多嗔见食悲。

向明憎不乐，入暗稍相宜。

或即鲜双目，无时动四肢。

渴烦寻冷地，暑毒作惊危。

**中暑似惊**恶候

暑毒伤心状若惊，头疼渴热躁无声。

昏沉喘噎涎无汗，手足牵抽眼斗睛。

**伤寒鼻衄**方第十二卷

伤寒何鼻衄，盖为热传心。

合汗应无汗，阳邪气受深。

**吐血气逆**方第十七卷

血虚气盛不和同，热毒流心引肺风。

忽尔气虚荣卫逆，吐出鲜明点点血。

**痰中有血**

咳嗽痰中忽有红，风伤气血不和同。

痰中脓血因频嗽，肺损声粗必引风。

**大便下血**

风冷肠间又热攻，交相击作粪须红。

痔伤脏腑令便血钱氏云：筋痔泻血而瘦。孙氏云：筋伤心肺，肠中下血，湿毒兼停在胃中。古书云：肠胃有湿毒，血下如赤豆汁。

**血淋尿血**方第十七卷

久热膀胱内，脬中积聚成。

小便时下血，涩少痛干心。

**热淋结涩**

三焦因有热，热聚入膀胱。

结涩阴中痛，淋漓溺色黄。

**石淋沙石**

膀胱并肾热，小水脬中结。
似石或如沙，涩痛溺难泄。

**气淋频涩**

寒气膀胱内，尿难涩又频。
肾虚脬受冷，水道不藏精。

**寒淋如膏**

淋沥脂膏水，脬寒肾气虚。
溺频精液耗，白浊又难除。

**水泉不止**

水泉频不止，脬内不收藏。
冷滑溺难禁，亡津耗小肠。

**脬囊疼痛**治法在二十三卷

脬转尿时痛，尿时恰似常。
非干淋沥病，气壅结膀胱。

**尿床遗溺**方见十七卷

膀胱因受冷，夜卧必尿床。
久则遗便溺，淋漓滑小肠。

**疳蚀女阴**有疳深者自然生虫，亦用熏法

疳蚀阴中肿或作痛，浸淫痒作疮。
白脓如带下，久耗即痿黄。
香蟾丸加附子、龙骨各半两，外用蟾酥膏傅之。

**虫攻下部**

疳蛔攻下部，侵蚀至肛门女子阴门。

痒痛虫来呕，疳深病作根。第十五卷，粟房散有熏法，并第四卷遣虫丸。

**肛肠脱出**治法在第二十二卷

肛肠频自下，因利滑难收。
秋后经时日，今伤痛不休。

**脐湿生疮**

脐湿成疮肿，风伤冷气攻。
腹膨脓作痛，荏苒必生气。

**尿难粪结**

结热在肠中，尿难粪不通。
外加身壮热，内必引惊风。

**大小便涩**并四顺散、八正散

气壅生风热，大便不疏泄。
小水涩难通，顷刻成惊掣。

**吐泻因暑**

吐泻因伤暑，肠鸣利色黄扁鹊云：伤暑吐泻，腹鸣便黄水，久则清白。《千金》云：寒则肠中鸣，泄泻腹满痛。《千金方》云：肠虚则肠如雷鸣，泻泄青白痢，食不化，脐腹痛也。

渴多烦不食，尿少热如汤。
困顿精神慢，嗞煎意思荒。
气粗频腹痛，面色减精光。

**疳脾泄泻**

小儿泄泻精神少，久患脾虚食不闻。
碧绿眼睛生白膜，青黄面脸见红筋。

有时揉鼻捋眉额，或即牵唇擦齿龈。
渴饮停留脾受湿，致令水谷不能分。

**疳泻进退**治法第二十二卷

疳泻膨脐腹，肌肤日渐衰。
脾虚难化食，肠滑久经时。
粪杂腥多臭，头垂肿四肢。
唇红因渴热，进退极难医。

**疳痢杂色**治法第十五卷

大便脓血黑青黄，久患成疳必滑肠。
下部脱肛情倦怠，上焦烦渴意凄惶。
疼来冷热相干作，因为寒温理失常。
体热须宜多进食，岂愁憔悴少精光。

**粪中杂色**

粪杂元因积，醴酸是食伤。
惊深青淀沫，疳白臭非常。

**五脏粪色**

肝冷传脾粪绿青，焦黄脾热土之形。
肺肠寒积脓黏白，赤黑因心肾热成。

**惊疳相传**

惊病兼疳病，相传心与脾。
嗞煎多爱哭，憔悴渐尫羸。
惊热便黄沫，疳寒尿白脂。
睡中眠不稳，遍体有疮痍。

**惊疳食伤**

作泻不甚泻，或吐又不吐。

乍热乍温凉，多瞋多喜怒。

小水涩难通，大便物不聚。

惊疳与食伤，嗞煎嫌乳哺。

**乳食频伤**

乳食若频伤，为痰亦为积。

吐出臭酸馊，泻多恶气息。

腹痛复膨脝，瘦黄疳瘦瘠。

或倦或嗞煎，不眠不安迹。

紫丸子下，益黄散补。

**食物不化**

食物难消化，脾间有积停。

肠疼须作泻，进退不安宁。

**坚积癖块**

坚积癖块有多端，原因乳食聚脾肝。

或即横脐连腹痛，无时隐见胁间安。

**瘰疬核块**方见第□卷

瘰疬本因肝，连珠核数般。

项边筋结块，脓溃卒难安。

**面覆地睡**

伤暑伤疳食，心烦覆地眠。

腹膨疼渴躁，吐与泻相连。

**腹大非饱**

腹大非干饱，多餐只是饥。

疳深常骨热，肌体致尪羸。

嗜食不知饥饱，又不生肌肉，但腹大，大便必频泄，由肠胃不守故也，妙丸子下之，益黄散补。

**因饥伤饱**第十八卷苦参丸

因饥伤大饱，气胀腹膨脝。

渴汗疳黄热，嗞煎不喜行。

**虚实腹胀**方论第十七卷

腹胀皆因食气传，虚而喘满泻相连。

朝宽暮急须为实，虚胀宜温实可宣。

**寒热因积**

壮热来时又却寒，皮肤燥涩发毛干。

非于神鬼为邪祟，取下脾间积始安。通真子云：寒热腹满，大肠积作，下之即安。《素问》云：寒极生热，热极生寒。又云：重寒即热，重热即寒。

**冷物为痁**

寒热往来频，伤脾是病因。

连朝劳血气，间日损精神。

**头面生疮**四顺散

五脏不和同，六腑气难通。

疮疖生头面，流传必至痈。

经云：五脏不和，九窍不通，六腑不□，血结成痈。

**血热生疮**

血热生疮疥，脓窠绽若珠。
痒时搔不已，痛过肿皮肤。

**腮肿咽痛**

腮肿喉中痛，咽干咽物难。
有痰风热作，涎喘不宁安。

**风疹火丹**并四顺散

热盛生风疹，俄然发遍身。
火丹并赤肿，斑毒亦惊人。

**脓耳成聋**

脑户停风热，熏蒸耳作脓。
肿疼因热聚，气聚亦成聋。
火煅白矾同坯子研如桃花色，入麝香纳耳中。

**心疳脸赤**

心疳脸赤少精光，壮热唇红面色黄。
才卧皮肤流盗汗，睡中惊哭意恓惶。

**肝疳白膜**

肝疳白膜眼中满，怕日羞明泪不干。
咬甲摇头肌体瘦，腹中坚癖块多端。

**脾疳腹胀**

脾疳腹胀体萎黄，食物难消又滑肠。
揉鼻揉眉多爱吐，蛔虫和粪泻非常。

**肺疳咳嗽**

肺疳咳嗽体尪羸，喘急淡涎气力衰。

疥癞皮肤生瘙痒，频频吃食只多饥。

**肾疳骨热**

肾疳骨热生偏坠，齿黑唇焦疮匿鼻。

憎寒壮热手如冰，每夜噬煎不稳睡。

**时时吐唾**

时时频吐唾，肾气冷之因。

日渐亡津液，萎黄作瘦人。地黄丸加附子。

**偏坠肿硬**方第十八卷

阴核肿如吹，儿啼怒气为。

或因疳积作，或被暑邪欺。

传注膀胱内，侵凌外肾垂。

停留坚且大，结聚一边攲①。

**疳热肢冷**

浑身热似火，手足冷如冰。

腹大时加渴，皮肤盗汗蒸。

《宝鉴》云：浑身似火，渴饮水以无休，手足如冰，气攻心而又至。

**骨热肤燥**

骨热皮肤燥，时时盗汗多。

久能津液竭，血气不安和。

**疳眼羞明**

疳眼最羞明，才开泪又倾。

---

① 攲（qī 期）：同“敧”，倾斜之意。

肝心俱积热，生膜翳遮睛。

**雀目青盲**方见第九卷

雀目气熏肝，黄昏见物难。
睛虽无翳膜，内瘴若云满。

**盗汗如珠**方见第十六卷

才睡汗如珠，夜多日昼无。
亡津添骨热，面色燥皮肤。

**渴变成肿**论治在第十五卷

渴频因久泻，脾胃并亡津。
水饮无干舌，咽焦又躁唇。
眉攒多困倦，发竖少精神。
荏苒经时日，成虚肿遍身。

**脾冷流涎**

脾冷流涎唾，经云是滞颐。
不宜颏下湿，湿久损伤肌。

干姜、白术为丸小豆大，三十丸，米汤下。

**疳肿明亮**论治在第十四卷

虚黄如熟李，疳水定无疑。
气聚膀胱内，阴囊肿似吹。

**风肿多痒**

体肿时时痒，风邪客肺皮。
搔之成痞瘟，痰热互相为。

**气肿因嗽**

久嗽疱脬肿，因劳肺气为。

痰停胸膈满，涎喘不相宜。

**积肿误脾**

因食误伤脾，肌肤状若吹。

腹膨多气促，疰肿积无疑。

**虚肿烦渴**恶候

久痢损伤脾，脾虚肿四肢。

渴烦多畏食，脐凸满将危。

**痘毒停留**方在八卷

痘毒停留热有余，流传脏腑结痈疽。

攻脾泻痢肠中滑，冲肺痰涎嗽转虚。

侵肾耳疼脓易聚，熏肝眼痛翳难除。

心经若也邪干犯，惊哭精神不自居。痘毒攻肾亦能作聋。

**痘毒生热**

痘毒多生热，攻冲气血虚。

熏肝睛上膜，入肺嗽难除。

传肾疮犹黑，传脾肿有余。

传心惊恍惚，眠卧不能舒。

**痘后结痈**

痘后结痈疽，肌肤热未除。

疮瘢重再出，脓胞起如初。

嗞哐无欢意，惊眠不自如。

肠疼原有积，毒气腹中居。

**痘毒攻肝**

热毒攻肝胆，羞明眼涩昏。

赤筋生息肉，白翳结瘢痕。

**疮痘如珠**

疮痘如珠绽，肥红正得宜。

瘢焦须解利，有热速凉之。

**痘毒未尽**

痘毒未能尽，疮瘢再出疮。

身凉重发热，痈肿必为殃。

**痘毒发惊**恶候，气实者可治

痘后惊来逆，疮前搐亦危。

吐痰真可畏，哽气不相宜。

**痘后牙疳**方第十四卷蟾酥散

痘后亡津液，生疳蚀齿断。

侵唇连口鼻，损肉又伤筋。

**疮后肚疼**

发热腹中痛，斑疮腹内攻。

出多防不透，出少更防痈。

**疮痘逆候**不治

吐泻斑疮逆，便难疹亦危。

黯疮因走气，厌①痘血之衰。

**疮痘变证**不治，诸病同

咽物时时噎，喉中抢错声。

喘痰头有汗，腹胀气虚鸣。

---

① 厌：通"靥"，面颊上的小圆窝或黑痣，此处借指疮痘内陷色黯。

**疮痘便难**

痘毒热交攻，尿难粪不通。
数朝须鼻衄，或泻若肠风。

**疮痘青黑**不治

疮痘欲出先青黑，半在皮肤带紫色。
昏沉默默又憎寒，困顿冥冥都不食。
心烦涎盛泻脓频，体热喘粗痈肿极。
渴吐戛牙时发颤，毒灌咽喉声哑塞。

# 卷第二十

## 不治候歌三十二首

《全生方》云：一病未已，一病复生，五行胜复相乘，其人必死。

**囟肿或陷**

初生小婴孩，惟怕囟门开。
胎风忧囟肿，囟陷亦多灾。

**腹胀内吊**

初生小婴孩，腹胀目瞪开。
内吊疼难止，惊风搐再来。

**青黯口噤**

初生小婴孩，着噤口难开。
脐内流鲜血，肌肤碧似苔。

**重舌无声**

婴儿患重舌，啼叫哭无声。
面色频更变，惊疼命必倾。

**弄舌生惊**

弄舌惊之极，牵睛引皱眉。
涎流空叹气，唇撮口如吹。

**囟门低陷**

囟陷形容瘦，频伤乳所为。

泻青黄白水，呕吐困难医。

**囟门开大**

囟大头成缝，胎中母气衰。

父精因不足，肌体致尪羸。

**囟门肿起**

囟肿青筋露，嗞煎又怕惊。

吐涎并呕乳，风引动双睛。

**囟肿头大**

囟肿头皮急，风攻脑缝开。

缝开头必大，筋缓颈难抬。

**咳嗽气粗**大忌腹满

百日婴儿嗽，涎鸣肺脏虚。

喘粗心腹胀，哽咽困难居。

《圣惠方》云：老人小儿热而腹胀者死。

**胃热身黄**

胃热遍身黄，熏蒸体似汤。

泻频心腹胀，脉乱定知亡。

**客忤吐沫**《客气方》云：入房喘息未定便乳儿者，则成客忤，杀小儿。

客忤畏生人，或冲鬼共神。

吐黄青白沫，泻绿黑红新。

眼白睛垂下，唇青色变频。

若伤淫喘乳，腹痛命逡巡。

**三虚卒中**

乘年逢月失时和，此是三虚被鬼魔。
贼气中心儿暴死，阴阳未绝免沉疴。

**孩子发惊**

孩子发惊时，唇红汗湿肌。
瞪睛双直视，軀体四肢垂。
腹胀频频喘，精神渐渐衰。
吐涎非易治，爪甲黑难医。

**急惊握拳**

急惊欲发先握拳，盖为胸中有毒涎。
阴错阳差为逆候，男左女右搐须痊。
目白唇红应少睡，口㖞舌卷更惊眠。
大忌腹高头手汗，神昏气促岂能痊。

**啼哭无泪**

啼哭无泪或无声，下气时时又发惊。
啮齿粘痰鱼口动，瞳人昏暗翳遮睛。

**发搐面白**

发搐面白唇中黑，身上皮肤无气血。
汗出始油黏体滑，顽涎满口喉中塞。

**惊风指黑**

惊风指黑爪如烟，手足多垂软似绵。
咬奶多啼无泪下，暂时停息又牵缠。

**再发惊风**

再或吐发惊潮搐，涎流脸目斜。

乌青连口鼻，啼哭类如鸦。

**面冷腮红**

面冷腮红眼□睛，手青甲黯指如丁。

朝朝呕吐时时浑，日日嗞煎夜夜惊。

舌肿风涎牵锯响，唇焦气喘水鸡鸣。

齿噤戛牙偏咬奶，频吹鱼口作鸦声。





**逆危衰脱**

面白唇红逆，睛昏力困危。

惊风嫌有汗，痢热怕攒眉。

吐泻防咽噎，痰涎忌气萎。

囟低脾胃脱，颈软骨筋衰。

**喘嗽变惊**

黏痰作嗽发连绵，喘急时时面脸鲜。

外被客风伤肺穴，内缘冷气入喉咽。

看看拗颈双眸直，渐渐番身两手牵。

口角流涎心腹胀，鸦声龁①齿必难痊。

**感风气喘**

邪客皮毛肺感风，忽然喘争气难通。

睛斜汗出唇青逆，犹忌痰涎滞腹中。

**虚阳生风**

虚脱变虚风，虚阳必上攻。

下焦阴气盛，中脘食难通。

---

① 龁（hé 合）：咬。

### 上热下冷

虚阳上热口生疮，下泄频频为滑肠。

渴饮唇干咽若火，四肢逆冷似冰霜。

### 下痢足冷

不食痢多频，热痛渴焦唇。

手足时时冷，血黯命逡巡。

凡小儿久痢，渴而思酒，时时欲饮者，是肠胃精液枯竭也，诸书不曾说，累经有效。《素问》云：肠澼便血，身热则死，寒者生。肠澼下痢白沫，脉沉者生，浮者死。《大奇论》云：热见七日死。肠澼下痢血而热者，是火气内绝去心而归于外故死，火受制，故七日死。凡痢如痈中脓者多死。久痢舌黑者死。《圣惠方》云：久痢脉沉，腹痛者死。久痢身热汗出者死。

### 痢肿肠疼

下痢时多必损脾，令儿肌体肿如吹。

双睛赤脉生云翳，渴喘肠疼病已危。

### 泻痢脱形

秋深泻痢脱形神，呕逆昏沉渴躁频。

血气二亡肢体冷，涎潮腹痛死之因。

### 泻痢舌黑

泻痢畏舌黑，经时五伤。

黄因脾气败，手足冷须亡。

### 痢噎不食

痢多胸膈满，噎气食难通。

脏腑鱼肠色，虚烦必变风。

**天柱骨倒**

天柱骨倒为亡津，所得原因吐泻频。
肝受贼风难俯仰，脾伤冷气损精神。
头垂颈软身憔悴，筋缓皮宽项不伸。
面色萎黄胸腹胀，渴多畏食命逡巡。

**杂病不治**

白膜遮睛上，红筋贯眼中。
牵抽长握手，强直反如弓。
鱼口频舒舌，鸡声将齿啮。
困顿转尪羸，昏沉多瘦劣。
要啼全不哭，才哭多无声。
黏痰喉内响，惊风腹中鸣。
搐搦胸膛凸，呕逆咽喉渴。
囟陷或虚浮，头皮如火热。
痢热脓多聚，伤寒汗不流。
蛔虫吐可虑，黯血泻频忧。
久泻精神耗，大渴皮肤槁。
气冷喘声粗，风牵天柱倒。
以上病证犯之十难一生。

**验五脏气绝证**

心绝病证

囟肿，囟陷，汗出不流，汗出如珠、如油，舒舌出口，舌肿，发惊，泻黑黯血，发直如麻，皮肤无血色，并死壬癸日。

肝绝病证

病重啼哭无泪，病重不哭下泪，爪甲青黑，眼深如陷，舌卷囊缩，发搐目斜连唇口，动手如抱头之状，或脚面直。《素问》云：其华在爪，其充在筋，并死庚辛日。

脾绝病证

人中满，人中黑，唇缩翻张，唇焦枯燥，唇干紫黑，唇不盖齿，舌肿尿血，舌缩或卷，鼻孔开张，齿噤，冷涎如油，撮口如囊，面如土色，四肢逆冷如湿石之状，吃乳不收，泻粪赤黑，并死甲乙日。

肺绝病证

有病咽汤水并药食喉中鸣，是胃管直水不能荫肺，此证医书罕有，盖累曾有验，必死不治。目直青鲜，目直气喘，气喘不回，吃食多噎，嗽痰眼上，顽涎塞口，喉中鸣响，鼻干黑燥，鼻塞不通，肺胀胸膈，头汗肢冷，并死丙丁日。

肾绝病证

面黑神昏，眼黑睛肿，目无光彩，耳轮青黄，耳轮焦枯，牙齿焦枯，疳牙齿落，发疏黄燥，肤黑皮燥，惊风咬奶，惊风戛齿，泄屁发惊，黑色绕口，并死戊己日。

**五脏相克绝证**

以后五证尽于诸书中摭出，并平日历应者，各归一脏，以识何脏气绝，预知不可治也。

心病目黑，肾克心，壬癸日绝。

肝病皮黑，肺克肝，庚辛日绝。

脾病唇青，肝克脾，甲乙日绝。

肺病颊赤目肿，心克肺，丙丁日绝。

肾病面肿唇黄，脾克肾，戊己日绝。

五软恶候

手软，脚软，颈软，背软，腰软。

五硬恶候

手硬，脚硬，颈硬，背硬，心硬。

五冷恶候

手冷，脚冷，气冷，唇冷，面冷。

五缩恶候

手缩，脚缩，舌缩，唇缩，阴缩。

五反恶候

眼反，唇反，舌反，项反，脚反。

五紧恶候

咽喉紧，唇口紧，眼梢紧，手脚紧，阴囊紧。

五陷恶候

囟门陷，太阳陷，眼轮陷，胸下陷，肩井陷。

五肿恶候

五心肿，人中肿，舌头肿，膝胫肿，阴茎肿。

五喘恶候

疮痘喘，惊风喘，虚肿喘，吐泻喘，下痢喘。

五盲恶候

疮痘盲，惊风盲，久渴盲，久痢盲，久泻盲。

以上恶候难治，更宜仔细详审。

杂色不治

青色从眉入目者死；青色连目入耳者死；青色如斜目下者死；青黑色入口鼻者死；黑色多绕口鼻者死；黑色从眉绕耳者死；鼻上青色腹痛者死；鼻上白色诸出血者死；耳口目鼻起黑或白色者死；汗不出、出不止者死；热病得汗热不去者死。以上证皆不可治。

## 历验不治

囟肿数日，忽病不治。或风攻囟门，头骨开解；或时面赤如酒色，少时即退，必发惊，不可治。

婴儿百日，内外发搐，愈而复作，并愈后囟肿，不可治。

病愈后复作，面黑神昏，虽不吐泻，大便如常，身热口疮嗞煎，儿自指口内者，是胸中有痰，久必发惊，不治。

以上三证累验不治。

## 久痢不治

身热脓青，身热血黯，潮热腹痛，憎寒汗出，

头热足冷，肚热手冷，形羸头软，睛昏赤脉，

眼涩白膜，口臭生痰，面肿作喘，舌头黄黑，

口唇焦赤，喉中鸣响，膈满气喘，饥不能食，

渴欲思酒，痢如血蚕，或如痈脓，神昏项硬。

# 卷第二十一

## 叙灸方寸

夫病至极，服药无效者，可以救疗尺寸之法。古者以人中指第二节内度两横纹为一寸，其间有身长手短，手短身长者，是以不可一概论也。今人不辨长短，但以灸之，多不应效。《通真子》云：身手平等者，以中指第二节为一寸；身长手短者，大拇指第一节为一寸，宜依此行取。患者男左女右，手为一寸，即无疑碍，今于诸书摭出有验穴道并平日历验者，联缉于后。





### 点穴法度

凡点灸法，皆须平直四肢，无使倾倒，灸时孔穴不正，无益于事，徒烧好肉耳。若卧点则卧灸，立点则立灸，坐点则坐灸，反此则不得其穴矣。

### 避灸法度

凡灸若遇阴雾、风雪、猛雨、炎暑、雷电、虹霓时，暂时且停，候晴明再灸。灸时不可大饥大饱，见一切不祥之事。凡新生男女，七日以上，周岁以还，不过七壮，如雀粪大，头面、手足、胸前诸穴不可灸，有疾不过七壮，背不过二七壮。

### 避人神日

一日大指，二日外踝，三日股内，四日腰间，五日口舌，六日足小指，七日内踝，八日足腕，九日在尻，十日腰背，十一日鼻柱，十二日发际，十三日牙齿，十四日胃脘，十五日遍身，十六日在胸乳，十七日气冲，十八日股内，十九日足趺，二十日内踝，二十一日手小指，二十二日外踝，二十三日肝及足，二十四日手阳明两胁，二十五日足阳明，二十六日在胸，二十七日在膝，二十八日在阴，二十九日膝胫颞颥，三十日在关元下至足。

**灸痫法**

凡灸痫，当先下使虚，乃乘虚而灸之。未尝有实而灸者，气逼前后，不通杀人。若身体不甚热，心腹不胀满，便可灸之。若壮热满者，须先下后灸。

**惊痫四穴**

惊痫，张口摇头，啼叫反折，灸脐中三壮。

惊痫，先惊怖啼叫，后乃发，灸顶上旋毛中，及上唇中夹缘上名鬼禄穴，各三壮。

惊痫，目反视，眸子动，灸囟上。取穴法，以草横口尽两吻，及鼻亦尽两边，将鼻度折去一半，以度从额上发际，上度了穷处是穴，三壮。

惊痫，睡中瘛疭，灸足大指、次指端，去爪甲，如薤叶之状，三壮。

**风　痫**

风痫，先屈指如数乃发，灸鼻柱上发际宛宛中，三壮。

**痫　病**

痫病，腹满常噫气，灸膻中、巨阙各五壮。膻中，在乳中间平乳取之；巨阙，在脐上六寸。

**狂　痫**

狂痫不识人，灸百会五壮，在发际上五寸。

## 狂　邪

狂邪发无常，披发大叫，欲杀人，不避水火，灸间使，在掌后三寸两筋中间，男左女右，随年壮。十四五者，多有此病。

## 癫　厥

癫厥，狂走后如死，灸足大指生毛中，七壮。





## 风　癫

风癫，灸督脉，在鼻直中央入发际，三壮。

## 风　痓

风痓，角弓反张，口噤不语，四肢拘急，灸神庭、间使、百会，三壮。神庭在发际直鼻，间使在掌后三寸两筋中间，百会发际上五寸。

## 风　眩

风眩、痫病，角弓反张，灸上星三壮，在发际上一寸。

## 风　病

但是风病证，诸医治不差，灸率谷[①]五壮，在耳上入发际一寸半，嚼而取之。

## 中　风

卒中风毒，如口眼㖞斜，言语不得，灸合谷三壮，在手大拇指合定处，㖞左灸左，㖞右灸右。

## 弓　风

角弓反张，灸神庭，在发际直鼻，及大椎骨，并鼻上入发

---

① 谷：原作“各”，据文义改。

际三分，各三壮。

### 邪　病

邪病卧瞑瞑如死，灸风府五壮，在后发际上一寸大筋内，宛宛中，禁针。妄言鬼语，灸鬼禄，在上唇中央缘上，五壮，刀子决断尤佳。凡人中恶，先掐鼻下是也。又法，大叫狂走，灸足三里，在膝下三寸胫外。又法，邪病，四肢重痛并诸杂候，尺泽主之，在肘上动脉中。

### 霍　乱

霍乱，已死无命，有暖气者，取草，围一足，从指踵至跟匝，捻取等折一半以度，从足跟着地处上行度尽是穴，灸七壮，起死人，此法妙不可量。

### 咳　嗽

咳嗽，久不差，灸肺俞五壮，在第三椎下两傍各[1]寸半。

### 呕　吐

呕吐，灸上脘、中脘各三壮。上脘在脐上五寸，中脘在脐上四寸。

### 雀　目

雀目，灸大指内廉横纹上各一壮，亦治翳障。

### 解　颅

囟开不合，灸脐上、脐下各五分，各三壮，灸疮未合，囟门先合。

---

① 一：原无，据文义补。

**腹　青**

腹皮青，灸脐上下左右各五分，各二壮。

**浮　肿**

水气，四肢浮肿，灸水分三壮，在脐上一寸。

**疟　疾**

疟疾，灸大椎、百会，各随年壮。百会在发际上五寸。

**羸　瘦**

羸瘦不肥，灸胃俞三壮，在第十二椎下两傍各一寸半。

**不　语**

五六岁不语，灸心俞，在第五椎下两傍各一寸半。

**喉　痹**

喉痹哽噎，咽肿不得息，水浆不下，灸膈俞，在第七椎下两傍各一寸半。又法，灸鸠尾，在脐上一寸六分。

**耳　聋**

耳聋嘈嘈无所闻，灸浮白，在耳后入发一寸。

**夜　啼**

夜啼，上灯，鸡鸣止，灸中冲一壮，在中指甲后一分。

**多　涕**

多涕，灸囟会三壮，在发际上二寸陷者中。

**泻　血**

脱肛、泻血、腹中痛，灸百会三壮，在发际上五寸。又法，脱肛泻血，秋深不较，灸龟尾、脊端、穷骨各一壮。又法，灸十二椎节间各一壮。

**疳　痢**

黄帝疗小儿疳痢肛脱，体瘦渴饮，形容憔悴，诸医治不差，灸尾翠骨上三寸骨间三壮。岐伯曰：兼三伏内用桃枝桃[1]水浴儿，午时当日灸之，后用青帛子拭，当有疳虫随汗而出，此法神妙。又一法，脱肛，灸顶上旋毛三壮，即入。又尾翠骨上三壮。又灸脐中随年壮。

以上灸穴尽于诸书中摭出，并平日历验者，连缉于前，后之学者仔细详审穴道，不令差误，庶几无失也。



① 桃：疑为“挑”。

# 卷第二十二

## 记尝所治病上





**闻食即哭**久泻

赵不群钤辖[①]女，四岁，七月中泄泻，食物不化，水谷不分，多渴少食，进退四十余日。召二三医，或作食泻，或作暑泻、疳泻，或用紫丸子、五苓散、六神丸、益黄散并杂药攻治无效，在后，儿闻食之名揜[②]口哭而啰，时时烦，召愚视曰：渴饮过多，脾胃受湿则水谷不分，兼畏食而物不化，是脾虚中有积。主人曰：何知也？答曰：《素问》云：脾胃受湿则水谷不分[③]。孙氏曰：脾虚者，畏食；进退者，有积[④]。又问曰：何治也？答曰：益黄散、紫丸子二药可安。主人笑曰：服多矣。答曰：譬如聚千夫而举重，不如得一乌获[⑤]；挟万矢以妄射，不如得一逢蒙[⑥]。大抵药不得其当，虽多亦奚以为？用药之法，正犹得乌获、逢蒙也。盖前医用药不知次序，服药不知多少，补泻不知轻重，所以无效。今用益黄散补，一日六服，连进三日即微食，与紫丸子泻三五次，再益黄散补，一日六服依前，

---

① 钤辖（qiánxiá 前霞）：宋代武官名。

② 揜（yǎn 掩）：通“掩”。《荀子·富国》：“出入相揜。”

③ 脾胃……不分：语见《素问·阴阳应象大论》。

④ 孙氏……有积：语见《普济方·婴孩吐泻门》。

⑤ 乌获：战国时秦之力士。一说可能为更古之力士。后为力士的泛称。

⑥ 逢蒙：古之善射者。相传学射于后羿，尽羿之道。思天下唯羿胜己，于是杀羿。参阅《孟子·离娄下》。

三日喜食泻止，尚有渴，以参术散，十日安愈。主人问曰：久泻之病何再泻也？答曰：经云：邪之所凑，其气必虚。留而不去，其病则实。今病因食积留滞，先补，次涤所蓄之物，然后再补之。主人曰：善。

**药食不藏**

国学[①]刘杰秘校[②]，子四岁，六月中泄泻，米谷不化，数医止转月余不退，召余视之。见儿吃田鸡肉，少顷，所食肉即从大便中径过。遂问：莫先吃肉否？曰：近日食物不化，并药丸随大便中出。愚曰：食廪不藏，是门户不守也。得守者生，失守者死。此子脾虚之甚，仆自历医未尝见有径过之食，乃失守之病也。主人问：宜用何药？曰：附子。主人曰：莫太燥。对曰：江河欲竭，引别派[③]以还流；灯烛将残，假他油而再焰。此盖阴之至极，须当以阳药急救之。主人听愚曰用附子、灶心土、诃子为丸，米汤下，一日六服，连进三日，即大便渐疏，食尚未化；与术附膏，煎，冷，一日四服，病退一半，与益黄散，顿冷，一日六服，进三日粪稠而米谷化；后参术散、六神丸前后共治十日，安愈。主人曰：灶心土何意也？答曰：治病之法，须揣本以寻枝，溯流而讨源。其所由，盖脾属土，以土益土，附子、诃子接助脾气。问曰：药何冷服？曰：冷服热不炎上。法出何书？曰：若执古法，守株待兔也。

---

① 国学：指国家一级的学校，与汉代的“太学”相当。

② 秘校：古官职名，秘书省校书郎。

③ 别派：别的河流。

**热盛生惊**

吴亨秀才子，三岁，身热微汗，自与惺惺散、升麻汤、鼠粘汤并惊药调治，四日热盛，召愚视之。见儿目眨青鲜，脸赤气粗，精神恍惚，大便如常。愚曰：风热也。主人曰：何知风热？答曰：《素问》云：汗出而身热，风热也。今热盛惊候，目即之间，必发惊搐。主人骇然。答曰：无虑。《素问》又云：水寒而静，故为阴；火热而燥，故为阳。譬之水性静，因风而波涛生；火性炎，因风而烟滔生。其病风热盛，则引于肝风，肝有风则心火生，心火生则肺金镕，故风火相搏则涎壅而惊搐，当以驱风膏，连进三服，风止则火灭，火灭则金坚。更与珍珠丸下涎，后不再作，故知惊搐即定也。主人曰：何不用惊药而取安？对曰：先退肝风热，心火即自灭，坠下肺经涎，惊风方始歇。传曰：扬汤止沸，不若绝其火；利流澄波，不若清其源。① 大抵治病不可不究其源也。

**涎喘取安**

郁寿监税②孙，男，三岁，病涎盛，喉中牵锯之声，喘急。有一医治之至危，召愚视之。见儿涎壅如大人中风之状，喘急目直，自汗身冷。《伤寒论》云：喘急直视，谵言者死，生死在倾刻之间。③ 可喜者，能食而脉数，口中气湿，遂对主人曰：非大吐利不能取效。主人曰：用何药？对曰：宜用轻粉抄十钱，鸡清为膏方见前卷，尽灌之。主人畏而不用。愚曰：惜不吐利，

---

① 扬汤……其源：语见《普济方·婴孩诸疳门》。

② 监税：明万历年间奉命监督开矿和征收商税的钦差专使。即矿监和税使，税使又称税监。

③ 喘急……之间：《伤寒论》未见此言。

稍迟即死。譬之韩信用兵，先临死地，不战则死，若战则胜，可以复生，可不战而守死乎？又况投机之会，间不容发，当是之时，终不拱手待毙也。主人听服，少时即吐，良久即泻，皆顽涎稠黏而出，喘定神清，以参术散、琥珀散即安。

**渴泻颈软**

高伸承务[①]女，三岁，七月间泄泻。一医治之，月余不效。其证大渴不止，羸瘦不食，手足渐冷，召愚视之。曰：气已将脱。急以术附膏四服，手足微温，但一时辰内可三十次饮水，与鱼涎散一服立止，再术附膏二服，并射沉膏、没石膏、六甲丸、参术散等服，五日减半。愚曰：此病虚中有积，当以黄土丸泻三五行，再煎药补之。主人曰：首因泻，今方渐退，何再泻也？答曰：譬之不去稂莠则禾稼不实，不去奸猾则良民不宁。主人曰：何治也？答曰：补不足，泻有余也。补者，补其久泻脾虚不足之气；泻者，泻其久滞肠中有余之积。主人曰：此理出何书？答曰：《素问》云：实泻虚补，此所谓顺天之道也[②]。老子曰：天之道，损有余，补不足[③]。盖医合阴[④]阳，药合天道。主人听用黄土丸，泻三五行，再前药相间进五日，病除八分。一日忽天柱骨倒，主人甚惊。愚曰：无虑，泻久则伤脾，脾引于肝风，肝受贼风，故头垂而颈筋软也。所幸者，泻已退，遂用金灵散一服，生筋散贴项，一日如旧，后更前药二服安全。



---

① 承务：隋唐官名。后成为地主富豪的通称。
② 实泻……道也：《素问》未见此言。
③ 天之……不足：语见《老子》七十七章。
④ 阴：原为“阳”，据上下文义改。

### 睡中龂齿①

纪全助教②子，七岁，每夜睡中龂齿。其纪生业医小儿，累与惊药，并灵宝丹、至宝丹，及用《圣惠方》治睡中龂齿，密取患人卧席下尘一捻内口中，勿令知之，亦不退。诸法治之一季③无效，其妻虑有祟，求祝无验，召愚视之。曰：两耳前微赤，疳攻必耳聋，微黄惊入肾，龂齿睡魂中。此子肾经有风。肾主骨，骨，齿也。肾有风则齿痒，齿痒则咬牙。肾属阴，故夜睡中龂齿，知惊入肾也。纪曰：专医小儿，实不晓治，愿请教益。答曰：以大戟散一钱，猪肾汤调，临睡一服，减半，次夜更一服，退七分，后以人牙火煅、蝎尾、麝香三味，猪肾汤调，三服全除。纪曰：大戟散何意也？答曰：大戟泻其膀胱之腑，去肾经风。肾与膀胱同，肾虚不受泻，故不多服，猪肾汤入肾，人齿入骨。古方用人牙烧灰治痘毒入肾，肾旺疮黑，寒颤戛齿，是肾经受毒。今用人牙者，逐肾经病，蝎尾、麝香治肾经风。大抵用药当究其源，归其本。《素问》曰：治病必求其本。前者所用惊药乃治其心，所以无效。纪曰：异哉。

### 吐搐取安

马詹都巡④孙男，二岁，夹惊伤寒，潮热，大便坚，忽吐数口发惊。召一医视之，见吐而惊搐，便认为慢惊，用温惊药治之三日，病危。召愚视，曰：儿本伤寒，因热盛欲发急惊，

---

① 龂（xiè 谢）齿：牙齿上下相磨切之貌。龂原作“断”，据下文及《太平圣惠方·治龂齿诸方》改，下同。

② 助教：古代学官名。

③ 一季：三个月。

④ 都巡：金代官名。掌巡视河道，修完堤堰，栽植榆柳。

偶因伤乳，吐数口发搐。看见儿舌白唇红，大便黄，实目青，身热，吐出酸臭，此食痫也，煎四顺饮送下紫丸子，泻数行。主人曰：因吐生惊，岂可双下泻药。答曰：不入虎穴，安得虎子？况此病是食热证，不以下药泻热，无由惊定。主人听用，泻数行后，以青金丹二服，惊搐少定，并琥珀散三服，病退一半，来日仍旧惊搐，目鲜，面赤唇红，小便赤少，与洗心散、驱风膏、琥珀散各二钱，病除。主人以为无事，更不服药。愚曰：病未全除，气血盛则当再发矣。后五日果发搐，再与驱风膏、琥珀散、洗心散治之，安愈。此儿名曰再生。

**嗽热相传**

林友编修①孙男，二岁，夹惊伤寒，召医治之五日，忽发惊搐，用珍珠丸下痰，愈而复作。召愚视之，曰：儿本伤寒有下证，为失下热不去，故惊搐也。愚以调胃承气汤泻数行，与琥珀散，惊搐虽定，后有调热，发时气粗昏困，大便焦黄，才热退，则连声咳嗽，气粗涎盛，嗽退仍旧潮热，如此五日，调理未退。林友问：此何病也？答曰：诸书皆不言，嗽退而热，热退而嗽，古人立法，止说大纲，要之随机应变，不可胶柱调瑟也。今此子余邪流入心肺，二脏相传，故曰热退而嗽，嗽退而热。经曰：七传者，死；间脏者，生。此乃七传当死。经曰：七传者，心传肺，肺传肝，肝传脾，脾传肾，肾传心，一脏不再伤，故言七传者死也②。可喜者是秋八月肺旺，受心之邪未衰，兼食而不泻，尚可疗救。问曰：何治法？曰：对证。潮热来时，与小柴胡汤、大柴胡汤各加黄连，黄连能泻心，乃泻其强也。咳

① 编修：古代史官之一。
② 七传……死也：语见《难经·五十三难》。

嗽来时，与补肺散、参杏膏、润肺散，补肺者，恐心伤肺，故补其弱也。钱氏云：泻其强而补其弱。果愈。主人曰：儿病虽安，愿闻其理。答曰：以斧伐薪，可谓必克矣，然不循其理，则斧可阙，薪不可破；以药对病，可谓必安矣，然不循其证，则药不效，病不得愈。今二证交互，嗽热相形，当分证而治之。主人曰：善。





**泻危决安**

林友编修孙男，三岁，六月中泻，召愚视之。见泻粪酸臭，奶片不化，又有黄水，小便赤少，知伤暑乳也。当断乳一日，服千金丸、五苓散即效。林惜不肯断乳，服药三日病增，欲以感应丸下，益黄散补助，林不听，自与白术散、金粟散服三日，不效。又易一医以火煅龙骨、赤石脂、炮木香、诃子服三日，泻甚。召愚，曰：首当下食，断乳即安。今病虚耗，亦当断乳，非附子不能起生。林大不信，至长揖而退，至三更惊疼气急，唇口手足俱冷，烦渴大泻。急召愚，曰：病已后时，《素问》曰：夫病已成而后药之，乱已成而后治之，譬犹渴而穿井，斗而铸锥，不亦晚乎①？林惭告试救之。答曰：环舞为戏，则宫室皆动，何不止其舞则宫室自定；伤乳吐泻，则精神昏愦，何不止其乳则吐泻易定。巢氏云：小儿霍乱，须暂断乳②。今当断乳，三日频与稀粥，随证服附子。林从，取附子末半钱，姜枣煎，水中顿冷，服半盏，至四更又进二服，病觉少减，五更与神宝丹二服，退七分，来日依前一服，相间神宝丹，后参术散、千金丸，三日病除。时与少奶调理，五日全安。林问曰：

---

① 夫病……晚乎：语本《素问·四气调神大论》篇。

② 小儿……断乳：语出《诸病源候论》小儿霍乱吐利候。

纯阳小儿，何敢用附子也？答曰：譬之贼害良民，兵刃不可不用。病势既成，毒药不可不投。此盖攻其外邪客气，乌能伤其本也。

**疳泻治安**

贾公寘[①]监酒[②]子，四岁，六月中泄泻黄水，身热，小便赤少，或夹白酸臭。召一医作伏暑，与五苓散、黄龙丸不退；一医作食泻，以感应丸下，益黄散补，因儿恣食，病多进退。至月余，目胞浮肿，面黄消瘦，腹大气粗，烦渴，可食，粪杂不化，腥臭肥腻。召愚视，曰：本伤暑食，因泻久则亡津液，变成疳泻。主人曰：何知伤暑食与疳兼？儿平日不曾食甜物，何便成疳也？答曰：伤暑泻黄，身热，小便赤少。伤食者，泻白酸臭，食物不化。疳泻者，泻腥肥腻，腹急气粗。钱氏云：疳皆脾胃病，亡津液之所作也。盖脾胃有疳食积，所以进退不已。诗曰：伤食酸馊臭，兼疳泻白肥，积停物不化，结实又还稀。此病当以补泻之法去其积。主人曰：小儿泻久憔悴，难动脏腑。答曰：积聚之病，终身为忧。况疳病已成，虚中有积，若不以补泻之法，恐久害身。主人听，先以麝沉膏、益黄散补，三日各三服，第四日与黄土丸泻十余次除积，再前药补二日，病退七分，后没[③]石膏、六甲丸治愈。

**疳食泥土**

马氏子，五岁，病疳黄腹大，消瘦，骨热盗汗，或时饮食全然不吃，或时乳食不知饥饱，但好食泥土、灰炭、纸。召一

---

① 寘（zhì 置）：此处当为名。

② 监酒：监督造酒的官吏或酒宴上临时监察礼仪的官员。

③ 没：疑为“投”。

医用《千金方》，猪肉一斤，绳系曳地行数里勿洗，火炙与吃，无效。又一医以疳药服半年无效。召愚视，曰：已食如饥者，胃热也。好食泥土者，脾疳也，脾胃有疳热积。主人曰：何知也？答曰：《素问》云：已食如饥者，胃疸，是肠胃热也①。热则消谷，故令已食如饥也。《宝鉴》云：与乳食而不吃，逢泥土而须吞②。《玉诀》③云：脾疳吃土，面萎黄。盖胃有积热，脾有疳积，所以不知饥饱，好食泥土。主人曰：何治也？答曰：去胃热，逐脾疳，当以黄白散汁送下黄土丸泻十余次，胃热脾疳积等俱下，后益黄散补，芦荟丸、香蟾丸治之七日平愈。





**暑热生惊**

朱氏子，五岁，六月中身热心躁，烦渴可食。召一医作伤寒，用温热药取汗，不令见风，治之三日，其证热盛狂躁，烦渴昏闷，惊搐潮作。医见证变，以珍珠丸下痰热，后用惊药。又易一医，作痓搐，有作急惊者，无效。其证潮搐神昏，怕明就暗，大便如常。召愚视之，曰：伏热生痰燥，多嗔见食悲，向明憎不乐，入暗稍相宜。或即鲜双目，无时动四肢，渴烦寻冷地，暑毒作惊危。盖见儿怕明就暗，目赤面红，唇口干燥，身热烦渴，手足不定，令抱虚凉处，浆水倾飏④，儿见水欲投于内，知其暑热之甚也。以甘露散，雪水或新汲水调二钱，再顿冷服，饮七分，坐顷，潮搐稍轻，又进一服，更以白虎汤顿冷，服半盏，少时又一服，诸证减半，即思食，后以香薷汤亦冷服之，同前药相间治之，三日而安。主人曰：前日累用惊药

---

① 已食……热也：语出《素问·平人气象论》。

② 吞：原作“要”，据《普济方·婴孩诸疳门》改。

③ 玉诀：年代、作者、内容不详。

④ 飏（yáng 扬）：通“扬”。《汉书·叙传》：“雄朔野以飏声。”

不退，今不用惊药何搐定也？答曰：孙氏云：热多不安，烦久而惊；风多不定，躁久而搐。所以知其潮搐也。盖因暑热躁甚，心神不定，引于肝风，风热相搏，加之昏冒，所以潮搐也。解暑热而安，若认为惊风则无效，后之学者当察时月寒暑也。

**同　前**

乾道癸巳，钱塘尉王观国子，五岁，六月中身热心躁，烦渴吐逆，不食。召二三医，俱作伤寒，用温热药取汗，不令儿见风，治之三日，其证热盛狂躁，喘噎胸膈，涎流吐逆，全不作声，手青唇黯，面黑自汗，惊搐神昏，状若角弓。召愚视，曰：暑毒伤心状若惊，头疼热渴燥无声，昏沉喘噎涎微汗，手足牵抽眼斗睛。此乃暑毒发惊，非伤寒也。遂以甘露散送下褊银丸。医曰：寒胃增吐。主人曰：何知伤寒、伏暑？答曰：伤寒者，恶寒；伏暑者，恶热。盖见儿虽身热，神昏惊搐，大欲饮水，喜风凉处，知其暑热之盛，苟不速用寒冷消暑药则致躁死。又问：吐逆不食，如何？答曰：是毒痰热所作。不食，亦胃热不食也。主人听，令儿就地上，周回以水，近风凉处不得多。愚以甘露散水调送下褊银丸百余粒，少顷痰息，再甘露散二服，良久少效，又以黄连香薷汤加大黄一半煎冷，入水服盏余，诸证减七分，即思食不吐，方知胃热不食也。来日热尚进退，更以大黄甘草煎，冷服盏余，并白虎汤、甘露散，大便微薄，色黄黑，又与前药相间，后遂平愈。主曰：但不语如何？答曰：惊风得病不能言，只被风邪五脏绵，涎在肺心关气道，致令声语不相连。是余邪入心，盖心气通于舌而声为言，若惊涎流滞于心络，使舌本涩而不能言语也。当用宁心膏、宁眠膏，日进四服，声出安愈。

# 卷第二十三

## 记尝所治病下

### 疮疸随证

王筠知县孙女，三岁，身热耳冷，咳嗽嚏喷，气粗心躁，大便如常。召一医治之，其家见有三四儿俱出疮疸，必相传染也，只升麻汤、惺惺散、鼠粘汤并紫草汁服之。三日加唇焦心躁，咽膈痰盛，大便坚实，小便赤少，潮热进退。召愚视之，问：前医曾用何药？答曰：升麻汤等，不退。愚曰：此等药止治小疾而已，今则热甚，当用洗心散、八正散、四顺饮。服二日大便焦黄，热尚未退，加之恍惚惊悸，狂躁闷乱，以大柴胡汤，又不退。谓曰：本疮疸证，因热极未能出也，兼脉实而有力，可以调胃承气散利之，热退疮出。主人畏而不从，前医亦曰：既有疸症，岂可用寒冷药？失之太过，且以平和药治之。答曰：譬之一杯水不能救一舆薪之火，一寸之金不能伐千寻之木，非水不能胜火，非金不能胜木，盖势有所偏，理有所不能及也。今病势已盛，药力既轻，不能中病，则所谓“若药不瞑眩，厥疾弗瘳”者是也。昔元帝尝有心腹疾，诸医咸谓宜平和药可渐宣通。姚僧坦云：脉洪而实，此有宿滞，非大黄无瘥理，帝从而愈，今病药相对，可不用乎？主人听，以调胃承气汤二服，泻十余次，热退疮出平愈。

《类证本草》治时气发速，豌豆大疮，川大黄微炒，水煎去滓服。

**用药殊异**头疼

张氏二子，大者十三，小者十岁，俱患头疼发热。召愚视，曰：大者当汗，小者当下。主人曰：所苦正同，何异治也？答曰：譬之格局论命，虽年月日时胎，皆同贵贱。有不相侔①者，于一时之中有浅深，故当详审。盖大者，病在表；小者，病在里，所以异治也。即各与药，翌日俱安。主人曰：何知在表里也？答曰：大者，头疼发热，但恶寒，缘阴邪颇盛，知病在表，法当汗之。小者，头疼潮热，不恶寒，缘阳邪颇盛，知病在里，法宜下之。经云：阳盛阴虚，下之当愈。阳虚阴盛，汗之即安。汗与麻黄汤，下与调胃承气汤。

**治法殊异**头疼

丁松秀才二女，大者十五，小者十三，俱患头疼。大者不热面②青，鼻塞。小者头疼不热，面红鼻干。召愚视，曰：大者，瓜蒂散；小者，通顶散并吹鼻即安。主人曰：受病无殊，用药何异？答曰：孙氏云：头疼鼻塞，因中寒湿。头疼鼻干，因受风热。今大者头疼不热，面青鼻塞，为中寒湿。询之病因沐头。《史记·仓公论③》曰：沐头未干而卧则蹶，头疼至肩。瓜蒂散吹鼻出清水，并温水调服令吐涎，未全退，惺惺散加川芎。小者头疼不热，面红鼻干，为风热在脑。询之未病之前，目青多眨，肉多瞤动。通顶散吹鼻令嚏喷，并以朴硝水调涂顶，未全退，服消风散俱安。主人曰：疾虽痊差，其理未闻。愚曰：鼻出清水者，去其寒湿；吹鼻涕喷者，去其风热。

---

① 侔（móu 谋）：相等，齐。

② 面：原作“而”，据文义改。

③ 论：当作“传”。

## 病同药异疟痢俱肿

丁氏二子，大者七岁，自七月内寒热四十余日；小者五岁，自七月中泻痢四十余日。二子后来俱发浮肿，召愚视之。大者水宝散，泻十余行，次五苓散二服，翌日病除八分，后商陆散二服平愈。小者益黄散、女曲散、五苓散，日二服，三日服药，尚未见效。主人曰：大者服水宝散立愈，何不投之一服。答曰：服之即死，是谓医之用药，药之疗病，如将之用兵，兵之料敌，当察其虚实，随其机变必获胜效也。盖大者因食伤脾，小者因痢损脾。《素问》云：阳病治阴，阴病治阳。大抵退热以寒药，退寒以热药，实病虚之，虚病实之。今二子证候虚实不等，若水宝、女曲服之交互，二病俱亡。小者止用益黄散服之，十日脾实平安。

## 药同病异食积、泻疼

陈氏二子，大者五岁，腹疼成阵，呕吐酸臭；次者三岁，食物不化，泻粪酸臭。召愚视之，二子并用紫丸子下之，益黄散补之。主人曰：受病各异，何同一药？答曰：大者，腹疼吐酸，因食伤也，法宜下之。孙氏云：腹内疼成阵，来时呕吐酸，始因伤食得，泻补自然安。小者泄泻酸臭，亦伤食也。法当下之。《灵秘方》云：食泻重，当泻脾。虚用补，虚再伤，宜再取。何虑病难除？二子泻补俱安。凡有积聚，当泻即泻；凡有虚损，当补即补。宜随其虚实而用也。

## 慢惊决生

徐中秀子，三岁，七月中因伤乳食，呕吐数次而后作泻。召一医视之，三日不退，加之眼露多困，囟陷气粗，面白形青，虚烦腹痛，忽发惊风，进退不定。召愚视，曰：此子虽是慢惊，法当断乳三日，频与稀粥，服药可安。主人曰：小儿以乳奶为本，岂可遽然舍乳也。答曰：舟非水不行，然波涛沸涌，则有覆舟之患；儿非乳不养，然吐泻过伤，则有倾人之患。波涛非自生，其所以生者，风鼓不平之势作之也；吐泻非自生，其所以生者，风冷不便之①乳引之也。风息则水势平，乳少则吐泻宁。善行舟者，不惧波涛，而惧舟之不固；善为医者，不惧吐泻，而惧乳之不节。盖乳犹水也，水能载舟，亦能覆舟，此之谓也。始因伤乳为病，若以所伤之乳乳之，如以酒解醉，转加昏愦，固能节乳，使药之速验也。主人曰：听。用神宝丹、续命汤、安神膏，日各三服，频与稀粥，至夜，惊不再潮。翌日，嗳哺尚困，是中脘有食，脾胃有风。主人曰：何知也？答曰：嗳者，有食困者，有风。当用宣风散汁送下紫丸子，令微利，再用神宝丹、安神膏、琥珀散，日各三服，调治三日，时与少奶，至五日全安。主人曰：慢惊风何敢决生？答曰：病虽至困，形青而不昏，肚疼而手足常温，惊搐无痰喘，气微热是胃气未脱。经曰：胃者，水谷之海，主禀四时，故皆以胃气为本②。此子病虽至危，胃气尚未脱，可以复生也。

**急惊不治**

朱氏子，方生四个月，半夜忽发惊，召愚视，曰：儿禀受极虚，不宜惊病，兼形色不相应，病不可治。主人曰：儿平日无病，忽发惊搐，何知禀受之虚，有何不可治？答曰：世有尪羸而寿考，亦有盛壮而暴亡，皆禀受不同。今儿囟开头大，面白瘦弱，《宝鉴》云：父精不足，头骨巨而颅开，母气衰微，肌

---

① 之：原脱，据文义补。

② 胃者……为本：语见《难经·五十七难》。

体虚而内极，此皆禀虚之证。传曰：狂风入林，枯枝先折；疾雨破墙，隙者先坏①。病虽急惊，为目昏而无神，是形失也。面黑如装②尘，是色夭不泽也。唇青气冷，是气失也。形与气皆相失，知不可治也。《素问》云：形气相失，谓之难治。色夭不泽，谓之难已③。又加之爪甲黑黯，是筋绝。孙氏云：筋绝者，庚日笃，辛日死。此日遇辛酉，至明果卒。

**久痢决生**

知县冷世修子，三岁，八月中患脓血痢，累医作食痢，或作暑痢，或作疳痢，或用感应丸，或用胃风汤，或用紫丸子下之，并杂药共治五十余日，皆无应效。召愚视之，其证面黄憔悴，多睡露睛，温热腹疼，大便黯血，或如豆汁，杂色腥臭。愚曰：病久证危。可喜者，面白而不昏，是形气相传；色黄而滋润，是色泽以浮；脉沉而有力，是脉从四时。《素问》云：形气相得，谓之可治。色泽以浮，谓之易已④。兼脉从四时，又手足不冷，虽危可治。盖此病脾胃有风，虚中有积，前后医者，虽以胃风汤主风不去，紫丸子下积滞犹在，所以进退日久也。问曰：何知有风积？钱氏云：多睡露睛，身温，风在脾胃，故大便不聚。孙氏云：大便杂色，米谷不化，腥臭肥腻，是虚中有积，或肠中沉冷。今用四君子汤、胃风汤、四物汤，此三药助气和胃、调脾滑血。共治五日，日各二服，次与宣风散连进二服，令微利，去脾间风，再进前药二日，空心与妙灵丸服，去沉积，泻数行，再四君子汤加诃子末，一日六服，后诃子膏、

① 狂风……先坏：语见宋代史堪《史堪之方》。
② 装：疑为“妆”。
③ 形气……难已：语见《素问·玉机真脏论》。
④ 形气……易已：语见《素问·玉机真脏论》。

驻车丸治愈。

**初痢不治**

杨逵押纲子，五岁，七月中患痢，自与药不退。召愚视之，见儿攒眉，乃痢之后，坐顷，主人问：儿欲思酒，不审可与否？遂问：儿平日曾饮酒？曰：不曾。因痢忽思酒，时欲饮之。答曰：此病不治。《素问》云：病不治者，治之无功①。盖痢欲思酒者，是大肠已虚，津液已竭，荣卫不能相滋，是犹日薄西山，了无佳况。主人怒曰：痢方十余日，又能食而不热，证候平稳，何相骇也？若果不能治，几日当绝。答曰：今未绝，直候儿咽药食喉中鸣响，三日内涎潮肺绝，当卒。有气实者五日，远者不过在七日而死矣。肺与大肠为表里，俱绝即死。正如齐侯抱将死之疾，怒扁鹊之先见也。乃长揖而退。杨别易数医，旬日，病虽不退，皆言不妨。忽一日，咽汤饮喉中鸣响，再告召愚，杨惭对曰：果如斯言，能与救之？答曰：不可。果三日内涎潮而卒。后杨请问：此二证出何书而决死？答曰：诸书皆不载。历医三十年累见斯证，试之多验，故敢言不治也。

**吐逆不救**

王氏子，三岁，只吐不泻，自吐数次，昏困连日不省，大便坚实。召愚视曰：本伤食，吐逆不合，昏困唇红，此疾大逆，以妙丸子定吐消食，琥珀散镇惊，权住奶一日。吐定吃物，不困，大便未通。主人以为无事，更不服药，因与乳多，再吐痰乳而复昏困。愚曰：不可再吐。又时时嘘气，大便亦不通，面黑气粗，是形气相失。《灵秘方》云：吐奶不止，大便不通，面

① 病不治者治之无功：语本《素问·五脏别论》。

黑气粗，必死。急以珍珠丸下痰食。主人曰：既吐，何不用慢惊药防之，而用凉药。答曰：本欲生急惊，为伤乳食作吐，法当用温药。盖儿大便三日不通，唇红颊赤，小便亦赤，皆热证也，故先治食，后以凉药。今吐虽定，大便首尾五日不通，内以四顺饮，外以蜜导法得通，不甚多。以宣风散去脾间风，再利粪令稀，仍困不省，醒睡散二服，困退喜食。愚曰：虽食而目鲜唇红，擦拭面目微肿，嘘气不悦，必欲发惊，急以青金丹、寿星丸、麝香饼、琥珀散，各二服不退。乃辞曰：万灵之要，所全者形，一身之先，所存者气。今形气已失，知不久生也。主人曰：医之好利如此。后易数医，因惊而卒。另一子只吐神昏，又一女只一吐声嗄，二子皆三岁，更不可救，信乎？吐之为害甚也，学者不可不审此理也。





**嗽惊不救**

雇元秀才女，三岁，嗽久不退，因吐惊搐，虽潮歇而能食，唇干焦燥，大便坚实，身热进退，时复昏困。召愚视，曰：逆病不治。盖见儿面色异常，是夭色，五脏败矣。夫色者，神之旗；脏者，神之舍。故神去而脏败，脏败则色异常。知不久生也。《素问》云：五脏已败，其色必夭，夭必死矣①。又加之脉微而身热，是脉不应病。《难经》曰：脉不应病，病不就脉，是谓死病②。主人怒而不信，易医以定生丸止吐，蛇头丸治惊，四顺饮利大便，病退而不昏。主人问曰：他医用药何有效？答曰：夫膏火之将竭，必先暗而后明，明止则灭。果复作而卒。

---

① 五脏……死矣：语见《素问·三部九候论》。

② 脉不……死病：语本《难经·十八难》。

## 大肠脱出

王伯广教授子，三岁肛肠脱出，经旬不入，但连声而哭，自用《千金方》鳖头灰散并敷法不效。召愚治之，先以冷水洗净，用涩肠散掺于肠头上，以绢帛揉入之，从此如旧。又一儿四岁，亦肛肠脱出，主人心急以手揉，因指甲伤破，流血肿痛，状若红柿，经三日不入。召愚视之，亦用水洗，先以涩肠散频掺于上，至三五日肉皱而痒，脱落黑皮，紧小自然而入。主人曰：此病何以得之？愚曰：《宝鉴》云：大泻而谷道开张，久痢而肛肠不进。

## 百日内嗽

王筠知县，绍兴庚戌九月，孙男新生五十余日，病嗽，召二三医，皆言医书称百日内儿嗽者不治。勉强用药，一医作伤冷嗽，用惺惺散并麻黄等药发散，一医用化痰丸、润肺散、款冬散；一医用比惊丸[①]逐痰，共治半月无效。其证气粗涎盛，时呕吐，嗽来时百十声方退，退后惊悸多困，自汗。召愚视，曰：未百晬嗽久，脾肺皆虚，况囟肿惊哭，皆恶候也。愚用补肺散、益黄散、天麻散，日各二服补助，三日吐汗皆除，亦不甚困，但嗽而涎盛。愚曰：今脾肺已实，当去痰即可。主人曰：前医已用比惊丸逐涎。愚曰：前医用比惊丸无效者，盖脾胃虚弱，用之有妨，今脾胃已实。主人曰：岂可动利？愚曰：伏虎当道，不以攻击，则致伤人；痰塞咽喉，不以吐下，则能害命。主人从此，以比惊丸在第六卷一服，少时吐下皆黏痰，嗽喘减半，再益黄散、补肺散、天麻散日各二服，来日琥珀散略镇惊，

---

① 比惊丸：原作"比金丸"，据下文改。

渐退，更以一字金、参杏膏、人参丸，共治半月平愈。

**百日内嗽**

丘砺运使[①]，绍兴壬午十二月，内孙男，自生五十余日，时时哯乳，因嗽口疮，眼热气粗，涎盛。召医视之，不治。漫以洗心散、泻青丸并南星、朱砂化痰等药不效。其证嗽声不绝，气粗涎盛，乳涎从口鼻中壅出，潮作神昏，拗颈不睡。召愚视，曰：儿百日内嗽，古书不治。况痰实寒，此证危恶。主人曰：试与救之。愚曰：承此机会，急下风痰。主人曰：初生娇嫩，难以峻治。愚曰：临渊羡鱼，归而结网，不可以得鱼；终日待兔，过而发矢，不可以得兔。事若后时，失其机会，必有害也。主人听，以小青丸一服，琥珀散三服，当夜至三更涎下，咂乳得睡。来日与款冬散、琥珀散、人参丸、参杏膏治之，五日安愈。所有眼热口疮不须治，是胎热，发过无恙。

**热传风痛**

愚小女，四岁，六月中潮热心躁，大便如常，与四顺饮三服，微利热减，来日复作，再四顺饮，虽大便利，焦黄，热微减，来日舌白干燥，仍旧潮热。自此逐日四顺饮、八正散间服十余日，才泻热退，来日依然不免，与大柴胡汤泻而热减，来日复热，自得病不减食。愚妻曰：自得病用药，泻半月余日尚未除，若更泻莫别生患否？愚曰：能久胜寒药，必有大热；能久胜热药，必有大寒。此儿久胜寒药，热尚未退，知有大热甚明。若是他家小儿，主人必不肯信余医也。今则证候分明，泻之不妨，与调胃承气汤连三服，泻数次，尚未全除，又进二服。

---

① 运使：古代官名。水陆运使、转运使、盐运使等的简称。

自此五日服承气汤，前后二十日服冷药，方始热除。后忽左膝疼，伸缩艰难，将谓结痈肿，又无红肿处，但筋骨间痛，行立不能，用药淋洗，膏药贴治，十余日不退，遍寻小儿方书，皆无此证。惟《婴童宝鉴》云：风冷伤筋脉，四肢全不仁，疼因夹冷热，酸是一边生。又无治法①。《素问》云：热中气血，则痛痹不仁，寒气伤形，故为肿痛②。又云：寒伤形，热伤气，气伤痛，形伤肿。亦无治法。思之病在筋则屈而不能伸，病在骨则伸而不屈，风冷伤筋骨则软，风热伤筋骨则疼，因阅《苏沈方》左经丸，称女子膝腕软，不能行立，治愈。遂合二服，即减三分，逐日进二服，十余日如旧。后有一儿十余岁，膝腕疼软，举动叫哭，与左经丸乳香酒化下，三两服即时全效。

**脬囊疼痛**

张氏女，十岁，忽脐下疼，疼时脐下透起，自言觉脬囊转痛不可言，有时面青吐清水，小便如常。一月一发，半月一发，十数日一发，进退不定，似此一年。累医或作淋治者，小便不涩；或作脬冷者，小便如常；或作脬热者，小便不赤；或作积痛者，积痛止在腹中；或作虫痛者，只口虽吐清水，虫痛不在脐下。众医不晓，召愚视之，此证亦不晓，诸书不曾该论，停省移时思之，钱氏用百祥丸治疮痘，泻其膀胱之腑。愚想此病乃疳气攻膀胱作痛也。何以知之？儿面黄，下颏③黑，面黄疳，下颏主肾，肾与膀胱之气同，故知疳气攻作痛也。试用大戟散一钱大戟为丸名百祥丸，正发时盐汤调下，一服减半，一服全





---

① 惟……治法：语本《普济方·婴门》孩诸热疸肿。

② 热中……肿痛：《素问》未见此言。

③ 颏：原作“该”，据上下文改。

退，后月余再发，更进一服蠲除。主人曰：何一味药而安？愚曰：医犹兵也，兵不必众而收功，药不必多而取效，盖医者能机变即可用也。后别一女十四岁，与前证一同，三月三次发，每发时五六日方退，累药无效。病起先从心腹间疼，后至脐下。愚思其病因先起心腹者，有食积也，后至脐下者，膀胱病也，调大戟散送下紫丸子，泻十余次即安。又一小女三岁，与前证一同，累医以木通、滑石之类无效，召愚视之，用大戟、茴香等分，微炒为末，每服一钱，盐汤调下，二服全安。

**咳癔立效**

袁氏子，五岁，咳癔。一医治之，五日不退。其妻曰：前子一岁，病咳癔，服药着灸无效，五日心疼，气绝而卒。今子与病一同，如之何？召愚视之。《素问》云：癔为寒所生。《万全方》云：咳癔者，气逆上也。肺主气，气为寒邪所折，即气不能宣通，流于脾，脾胃复为邪冷所冲，使阴阳二气相击，所以咳癔也。但无虑，即时便安。袁愕然。愚用木香、肉豆蔻名香南散，浓煎热服半盏，放手即定。主人曰：何效之速也？愚曰：木香顺气，肉豆蔻治逆，热服去寒，所以立效也。

**衄血立效**

沈氏子，十岁，鼻衄不止。召二三医，或以茅花煎汤，或以犀角地黄汤并龙骨末吹鼻，数法皆不效，其血注下。召愚视，曰：急以浓盐水下龙胆丸。一服减半，再进全除。主人曰：盐水有何效？愚曰：夫血得热而流溢，盐水咸冷能凝其血，譬之屠猪就血得盐水而凝结，黄连、龙胆味苦寒，能坚其血，所以知其咸苦入口即立效也。

**喘急不治**

梅氏子，三岁，目直青鲜，痰盛喘急，惊恐不常。召愚视，曰：心虚则多惊，胆虚则多恐，盖心气虚则生寒，寒则阴气盛，阴气盛则血脉虚少，精神散失。加之喘急目青，汗出身冷，噎气不回，此金木相刑，心气不守，当发惊痫，不可治也。主人曰：诸书皆不言死，病何遽然不治也？答曰：卢氏[①]云：喘急目青者，七传之病。《难经》云：七传者死[②]。《通真子》云：喘急不回，肺绝；汗出身冷，心绝。此二脏相刑搏，儿生不久也。主人怒，后别易数医，果惊痫而卒。

**吐惊不救**

苏氏子，半年，自生下时复哯乳，一日吐而身热。召愚视，曰：心者，精神之本，常清虚，不欲昏昧，昏昧则气浊，气浊则神乱，神乱则血脉不荣。今者血脉俱虚，精神离散，不可治也。主人曰：何便不治？答曰：缘见儿目鲜而囟肿，面白而唇青，兼绕口鼻连人中肉内隐出黑色，是精神散失。《素问》云：得神者昌，失神者亡[③]。设或苟安，犹若轻沤浮水，暂驻目前，以岂宜久，微烛乘风，其不亡者何待？主人大怒不信，后易数医，果惊而卒。

**核块不救**

陈氏子，四岁，二月内忽患核块五六枚，不赤不肿，亦不疼痛，大小如鸡鸭子，皮下实硬，从肉内透起。召愚视，曰：《素问》云：荣气不从，逆于肉里，乃生痈肿，此因疳成瘰疬恶核也[④]。《宝鉴》云：恶核而肉里频生，瘰疬而项边暗长。万金

---

① 卢氏：不详。
② 七传者死：语出《难经·五十三难》。
③ 得神……者亡：语见《素问·移精变气论》。
④ 荣气……恶核也：语出《普济方·瘰疬门》。

丸、大黄丸治无辜疳、瘰疬、恶核。愚曰：此病不可治。《通真子》云：核块结实，经久不破，破则脓溃，经久不合者，肉死不治。且谩与药和肌，兼用外医膏药贴治月余无效，但觉微软，内有自破者，有开破者，脓溃不止，经两月疮口不合。忽一日发热，与四顺饮、大黄丸并凉肌药、镇惊药，热除尚有进退，虽饮食如旧，日渐黄瘦。主人曰：服药多日，何效迟迟？愚曰：药非无功也，病有终身不除者也；药非无验也，病有决不可救者也，此病决不可救治。后七月间忽伤食，吐数口，神昏不省，因惊而卒。核块之有恶者如此，后之学者不可不知也。

**腹块不治**

吴氏子，九岁，正月间腹胁有块，每切痛时先曲腰哭，腹中有声透起，如臂之状，三条横于心腹之间，举按痛甚，近二十余日可能饮食，或时哕逆，嗳哺，烦渴心躁，累医攻治无效，皆言不妨。此儿先有积块，腹中隐见发作，进退近一年余。当时若以除积药常服，渐渐消之，必无后患，后因荏苒失治，至此病极。召愚视，曰：死病不治。主人曰：何不治？愚曰：《脉诀》云：伏梁秋得积，如臂在脐荣①，是小儿病状，可以体效。扁鹊云：脐上为逆，脐下为从。沉块如臂之三条，横于满腹，发作疼痛，面无正色。又二十余日，可能饮食，知不久生也。主人曰：医书皆不言死，病须有治法。愚曰：防病于未然，理世于未乱，索裘于未寒之前，药石于强壮之际，今病势已衰，医已后时，虽和缓之精妙，亦不能成功矣。后旬日，儿果卒。主人曰：何知死病？愚曰：自历医三十有余年，凡三观此患，皆不可生，故以是知之也。

---

① 荣：《王叔和脉诀·心脏歌一》作“萦”。义长。

# 丹波元胤读书记[①]

此书枣本[②]，西京太医博士福井榕亭需[③]所藏也。己卯[④]闰月缮写，以被贻焉。来书称其版式类乎宋槧[⑤]，而缺第一、第二两卷，故不详成于何人乎。页面书墨有“宋郑端友著”。端友，淳祐中人也，字是亦不知何据。余复曰：此语出于熊均《医学源流》，而观末卷“记常所治病”有绍兴庚戌[⑥]，乾道壬午[⑦]文，则知端友为高、孝两朝间人，而称“淳祐”，当是“淳熙”讹字。其为宋槧不容疑。云：此书著录于明《文渊阁书目》者，一部四册，阙。李濒湖《本草纲目》又载其方，而后流传遂晦，医家莫并其目而知者。余阅其方论，援证该备，间述新见，与刘方明《幼幼新书》足以骈行，则是不唯罕觏[⑧]之秘册，抑亦小方脉[⑨]科不可少之书也。闻榕亭藏书之富，豪拥百城，而关山隔绝，无由一见，余每为耿耿□及。□得此书，

---

① 丹波元胤读书记：原无，据日藏本的“丹波元胤读书章”阳文印章改补。

② 枣本：用枣木雕刻版印刷书。

③ 需：福井榕亭，名需，号榕亭，日本江户时期医官福井枫亭之子。

④ 己卯：疑为文政三年之前的己卯年，即1819年。

⑤ 槧（qiàn 欠）：原指书板，古代削木为牍，没有书写过的素牍叫槧，后引申为书的刻本。

⑥ 绍兴庚戌：绍兴为宋高宗赵构的第二个年号（1131—1162）；在此年号中无庚戌年，疑指1130年。

⑦ 乾道壬午：乾道为宋孝宗赵昚的第二个年号（1165—1173）；在此年号中无壬午年，“记常所治病”中有乾道癸巳（1173）和绍兴壬午（1162）的记载。此处疑为丹波元胤笔误。

⑧ 罕觏（gòu 够）：难以相见。

⑨ 小方脉：古代幼科的别称。

千里录寄，以济同好。其为志可以感戴矣。夫此书原有所缺，则榕亭意当有楚弓①之憾，余将为之搜求，以合剑光②，报榕亭惠贶③之志，乃并识于卷尾，为他日抄补张本。

文政三年④岁次庚辰人日⑤东都丹波元胤书



① 楚弓：汉代刘向《说苑·至公》：楚共王出猎而遗（丢失）其弓，左右请求（寻找）之。

② 剑光：据《晋书·张华列传》载，斗、牛二星之间常现紫气，晋人张华请南昌丰城令雷焕来看，雷焕掘土得宝剑龙泉、太阿，宝剑出土后，星间紫气也消失了。指望见龙泉宝剑的光气，就知道这古剑所在的地方。

③ 惠贶（kuàng 况）：对他人馈赠的敬称。

④ 文政三年：即1820年。文政是日本仁孝天皇的年号（1818—1829）。

⑤ 人日：又称“人节”“人七日”，在每年农历正月初七。

# 校注后记





## 一、作者生平考

《保婴全方》又名《全婴方论》《全婴方》，作者为南宋儿科医家郑端友。明代医家熊均《医学源流》（又名《历代名医考》）曾记载："端友，宋，理宗淳祐中人，集《全婴方论》行于世。"丹波元胤依据其病案记载的生活时代，认为"淳"当是淳熙讹字。因淳熙年（1174～1190）紧随于乾道年，而淳祐年（1241～1253）与其生活时代相距颇远。查书中卷第二十二与卷第二十三"记尝所治病"载有作者经治验案，确有多处时间的记录：分别为"绍兴庚戌"（1130）、"绍兴壬午十二月"（1162）、"乾道癸巳"（1173），故郑端友应生活于南宋高宗、孝宗之间（1127～1194）为宜。绍兴、乾道之间前后相隔三四十年，仅就书中病案记载，郑氏行医达数十年，年龄应过中年，接近晚年，称得上是经验丰富。又有医官的经历，此时将所积累心得撰著于书，确属顺理成章。据此推测，《保婴全方》成书年代应在南宋乾道年间之后，即公元1165年之后的南宋淳熙年间（1174）。其书卷首注明为"太医院医士"，病案所治患儿亦每每指出系某某知县等官吏之子孙，印证郑氏非民间医生，而是医官。但未见到南宋"太医院医士"职官的相关文献。现存两版本均残缺序言部分，故郑端友的职官"太医院医士"还尚待进一步考证。

元代曾世荣在《活幼心书》中有一段描述"郑端友曰：医门一业，慈爱为先，尝存救治之心，方集古贤之行。近世医者，诊察诸疾，未言理疗，訾毁前医，不量病有浅深，效有迟速，亦有阴虚阳实，翕合转移，初无定论，惟务妨贤嫉能，利己害人，惊虐病家，意图厚赂，尤见不仁之心，甚矣。昔神宗时，钱仲阳为医有声。皇子仪国公病瘛疭，国医莫能治，长公主朝因言钱乙起草野有异能，立召入。进黄土汤而愈，神宗褒谕，问黄土何以愈斯疾，乙对以土胜水，木得其水，则风自止。且诸医所治垂愈，小臣适当其愈。上悦其对，擢太医丞，赐紫衣金鱼。一旦超然，众医之表，岂不贵哉？学者能以仲阳之心为心则善矣。”郑氏批评了当时医界的不良习气，赞扬了钱仲阳的高超技能和高尚的医德，并号召医家们向钱仲阳学习。可见郑氏的学术地位及道德品质之高尚。

另也有人认为郑端友是明代医家，但未见明证。本书引文《万全方》和《万全》是南宋代以前的医书，同时代的《幼幼新书》也引录过该书。应不是指明代医家万全所著之作。

## 二、著作内容与学术影响

宋以前医籍至今传世者屈指可数，而儿科医籍现存的就更为稀少。该书是与《幼幼新书》同一时期的儿科临床医籍，二者皆引用唐代《婴童宝鉴》（已佚）一书内容较多。然《幼幼新书》以收集众多医籍见长，而《保婴全方》则以表述作者临证经验为主，是南宋时期儿科临床医籍中较为难得的珍品。全书共分二十三卷。首叙儿科五脏受病图、三关手纹及脉形图；卷第一、二论辨五脏面部病证、小儿脉法；卷第三、四、五、六、七、八、九论乳病、痛、霍乱、吐泻、惊风、疮痘治法；卷第十、十一、十二、十三论伤寒、斑毒、阳毒、发黄、热证治法；卷第十四、十五、十六、十七、十八论疳病、痢疾、渴饮、诸肿、腹胀、盗汗、咳嗽、喘急、中风、血病、诸淋、阴肿、痈疽、疮疥、火瘅治法；卷第十九、二十列证治歌诀；卷第二十一叙灸法证治；卷第二十二、二十三记所治病案 35 则。

《保婴全方》观面色、辨脉纹以诊治病证之法，并绘图配诗文及载录郑氏医案。其书刊行后，不仅在宋代颇为医家所重，后世也广为传承，明清幼科医书多有转载。明代医家李时珍纂修《本草纲目》时引录过此书。该书卷首开篇即为五脏受病图，其中肝脏受病图为半叶心脏与脾脏受病图、肺脏与肾脏受病图合为半叶，每图下方配以歌诀文字，说明面部色泽变化部位与对应的病。文图相配，加上其他望诊绘图有十五幅之多，其图文较《幼幼新书》更为明晰。故日人涩江全善《经籍访古志补遗》称：该书“援证赅备，简述新见，与刘方明《幼幼新书》足以骈行，则不唯罕觏之秘册，抑亦小方脉不可少之书也。”诚非虚谈。

全文中明引《素问》的经文有 37 处，引未注名的经文共有 10 处，其中出自《难经》就有 5 处之多，可见《素问》《难经》对当时的儿科理论构建影响较大。

**三、版本源流考证**

此书宋代有刻本传世，在元明两代，特别是明代颇为流行，当时很多医学著作，如曾世荣《活幼心书》、刘宗厚《玉机微义》、王銮《幼科类萃》、方广《丹溪心法附余》、王纶《明医杂著》、《小儿药证直诀》薛己注、李时珍《本草纲目》、王肯堂《幼科准绳》等皆引用了郑氏的相关内容。

该书到明代至少有二种刻本流传世间，即《保婴全方》和《全婴方论》。在医籍中应用“保婴”，可查的早期作品为元代的《田氏保婴集》（撰人佚名），明代较为盛行的如《保婴金镜录》（薛己注）和《保婴撮要》（薛铠撰，薛己增），皆与薛己相关。此外还有“保生”“保赤”，如《重广保生信效方》（阎孝忠撰，一卷，已佚）、《保赤全书》（官檞撰，李时中增补）。儿科医籍中应用“方论”，在宋代就有了，如《仁斋小儿方论》（杨士瀛撰），《小儿卫生总微方论》（撰人佚名）等，由此可推测该书的同书异名应始于明代之前为宜。明代的医家李时珍著《本草纲目》时，引用过《全婴方》3方，《郑氏方》3方；引用过《郑氏小儿方》5处。同时在《引据古今医家书目》中注明了《郑氏小儿方》《全婴方》是一本书。明代的《永乐大典》也载录有该书。

该书自明代以后亡佚，故《四库全书总目》等清代目录专书，及《全国中医图书联合目录》等现代目录专书，均无记载。现仅海内外各存一孤本。一本为明金陵左川吴谏绣刻本《保婴全方》，现于中国中医科学院图书馆善本库藏。另一本辗转传于日本，为日文政二年（1819）写本《全婴方论》，现存日本国立公文书馆内阁文库。

《保婴全方》（中国中医科学院图书馆善本库藏）目录未按卷数排列，前残阙，现存者起于“第五”部分“平胃膏”。卷一首页题“新刊保婴全方元集卷之一”，“太医院医士郑端友编次　金陵左川吴谏绣梓”。卷二首提“新刊保婴全方亨集卷之二”，未注明作者。卷二“论五脏有余不足病证并治法”篇“脾脏”一节页面虫蚀严重，文字脱节，之后阙文残卷。内容连续，共计23部分，与日本藏写本《全婴方论》23卷数恰好对等。日本藏写本《全婴方论》卷第三首篇起于“论小儿医难于大人”，而此篇内容为《保婴全方》卷一之“第三”。其余内容类推，排列顺序、内容基本一致。只是《保婴全方》卷五“论慢惊变为急惊之因”篇之后至卷六“急惊通用诸方”中的“驱风膏”之前部分内容有残阙。

日本藏写本《全婴方论》卷第二十三后有丹波元胤读书记（丹波元胤读书章），记载了他对该书考证及评价，显得尤为珍贵。

# 方名索引

五　画

## 六　画

七　画

## 八　画



## 九　画

十　画

十一画

十二画



十三画

十四画



十五画



十六画



十八画



十九画

# 总 书 目

## 医　经

内经博议

内经提要

内经精要

医经津渡

素灵微蕴

难经直解

内经评文灵枢

内经评文素问

内经素问校证

灵素节要浅注

素问灵枢类纂约注

清儒《内经》校记五种

勿听子俗解八十一难经

黄帝内经素问详注直讲全集

## 基础理论

运气商

运气易览

医学寻源

医学阶梯

医学辨正

病机纂要

脏腑性鉴

校注病机赋

内经运气病释

松菊堂医学溯源

脏腑证治图说人镜经

脏腑图书症治要言合璧

## 伤寒金匮

伤寒考

伤寒大白

伤寒分经

伤寒正宗

伤寒寻源

伤寒折衷

伤寒经注

伤寒指归

伤寒指掌

伤寒选录

伤寒绪论

伤寒源流

伤寒撮要

伤寒缵论

医宗承启

桑韩笔语

伤寒正医录

伤寒全生集

伤寒论证辨

伤寒论纲目

伤寒论直解

伤寒论类方
伤寒论特解
伤寒论集注（徐赤）
伤寒论集注（熊寿试）
伤寒微旨论
伤寒溯源集
订正医圣全集
伤寒启蒙集稿
伤寒尚论辨似
伤寒兼证析义
张卿子伤寒论
金匮要略正义
金匮要略直解
高注金匮要略
伤寒论大方图解
伤寒论辨证广注
伤寒活人指掌图
张仲景金匮要略
伤寒六书纂要辨疑
伤寒六经辨证治法
伤寒类书活人总括
张仲景伤寒原文点精
伤寒活人指掌补注辨疑

## 诊　　法

脉微
玉函经
外诊法
舌鉴辨正
医学辑要
脉义简摩
脉诀汇辨
脉学辑要
脉经直指
脉理正义
脉理存真
脉理宗经
脉镜须知
察病指南
崔真人脉诀
四诊脉鉴大全
删注脉诀规正
图注脉诀辨真
脉诀刊误集解
重订诊家直诀
人元脉影归指图说
脉诀指掌病式图说
脉学注释汇参证治

## 针灸推拿

针灸节要
针灸全生
针灸逢源
备急灸法
神灸经纶
传悟灵济录
小儿推拿广意
小儿推拿秘诀
太乙神针心法
杨敬斋针灸全书

## 本　　草

药征
药鉴
药镜
本草汇
本草便
法古录
食品集
上医本草
山居本草
长沙药解
本经经释
本经疏证
本草分经
本草正义
本草汇笺
本草汇纂
本草发明
本草发挥
本草约言
本草求原
本草明览
本草详节
本草洞诠
本草真诠
本草通玄
本草集要
本草辑要
本草纂要
识病捷法
药性提要
药征续编
药性纂要
药品化义
药理近考
食物本草
食鉴本草
炮炙全书
分类草药性
本经序疏要
本经续疏证
本草经解要
青囊药性赋
分部本草妙用
本草二十四品
本草经疏辑要
本草乘雅半偈
生草药性备要
芷园臆草题药
类经证治本草
神农本草经赞
神农本经会通
神农本经校注
药性分类主治
艺林汇考饮食篇
本草纲目易知录
汤液本草经雅正
新刊药性要略大全

淑景堂改订注释寒热温平药性赋

## 方　书

医便

卫生编

袖珍方

仁术便览

古方汇精

圣济总录

众妙仙方

李氏医鉴

医方丛话

医方约说

医方便览

乾坤生意

悬袖便方

救急易方

程氏释方

集古良方

摄生总论

摄生秘剖

辨症良方

活人心法（朱权）

卫生家宝方

见心斋药录

寿世简便集

医方大成论

医方考绳愆

鸡峰普济方

饲鹤亭集方

临症经验方

思济堂方书

济世碎金方

揣摩有得集

亟斋急应奇方

乾坤生意秘韫

简易普济良方

内外验方秘传

名方类证医书大全

新编南北经验医方大成

## 临证综合

医级

医悟

丹台玉案

玉机辨症

古今医诗

本草权度

弄丸心法

医林绳墨

医学碎金

医学粹精

医宗备要

医宗宝镜

医宗撮精

医经小学

医垒元戎

证治要义

松厓医径

扁鹊心书

素仙简要

慎斋遗书

折肱漫录

济众新编

丹溪心法附余

方氏脉症正宗

世医通变要法

医林绳墨大全

医林纂要探源

普济内外全书

医方一盘珠全集

医林口谱六治秘书

## 温　　病

伤暑论

温证指归

瘟疫发源

医寄伏阴论

温热论笺正

温热病指南集

寒瘟条辨摘要

## 内　　科

医镜

内科摘录

证因通考

解围元薮

燥气总论

医法征验录

医略十三篇

琅嬛青囊要

医林类证集要

林氏活人录汇编

罗太无口授三法

芷园素社痎疟论疏

## 女　　科

广生编

仁寿镜

树蕙编

女科指掌

女科撮要

广嗣全诀

广嗣要语

广嗣须知

孕育玄机

妇科玉尺

妇科百辨

妇科良方

妇科备考

妇科宝案

妇科指归

求嗣指源

坤元是保

坤中之要

祈嗣真诠

种子心法

济阴近编

济阴宝筏

秘传女科

秘珍济阴

黄氏女科

女科万金方

彤园妇人科

女科百效全书

叶氏女科证治

妇科秘兰全书

宋氏女科撮要

茅氏女科秘方

节斋公胎产医案

秘传内府经验女科

## 儿　　科

婴儿论

幼科折衷

幼科指归

全幼心鉴

保婴全方

保婴撮要

活幼口议

活幼心书

小儿病源方论

幼科医学指南

痘疹活幼心法

新刻幼科百效全书

补要袖珍小儿方论

儿科推拿摘要辨症指南

## 外　　科

大河外科

外科真诠

枕藏外科

外科明隐集

外科集验方

外证医案汇编

外科百效全书

外科活人定本

外科秘授著要

疮疡经验全书

外科心法真验指掌

片石居疡科治法辑要

## 伤　　科

正骨范

接骨全书

跌打大全

全身骨图考正

伤科方书六种

## 眼　　科

目经大成

目科捷径

眼科启明

眼科要旨

眼科阐微

眼科集成

眼科纂要

银海指南

明目神验方

银海精微补

医理折衷目科

证治准绳眼科

鸿飞集论眼科

眼科开光易简秘本

眼科正宗原机启微

## 咽喉口齿

咽喉论

咽喉秘集

喉科心法

喉科杓指

喉科枕秘

喉科秘钥

咽喉经验秘传

## 养　　生

易筋经

山居四要

寿世新编

厚生训纂

修龄要指

香奁润色

养生四要

养生类纂

神仙服饵

尊生要旨

黄庭内景五脏六腑补泻图

## 医案医话医论

纪恩录

胃气论

北行日记

李翁医记

两都医案

医案梦记

医源经旨

沈氏医案

易氏医按

高氏医案

温氏医案

鲁峰医案

赖氏脉案

瞻山医案

旧德堂医案

医论三十篇

医学穷源集

吴门治验录

沈芊绿医案

诊余举隅录

得心集医案

程原仲医案

心太平轩医案

东皋草堂医案

冰壑老人医案

芷园臆草存案

陆氏三世医验

罗谦甫治验案

临证医案笔记

丁授堂先生医案

张梦庐先生医案

养性轩临证医案

养新堂医论读本

祝茹穹先生医印

谦益斋外科医案

太医局诸科程文格

古今医家经论汇编

莲斋医意立斋案疏

## 医　　史

医学读书志

医学读书附志

## 综　　合

元汇医镜

平法寓言

寿芝医略

杏苑生春

医林正印

医法青篇

医学五则

医学汇函

医学集成（刘仕廉）

医学集成（傅滋）

医学辩害

医经允中

医钞类编

证治合参

宝命真诠

活人心法（刘以仁）

家藏蒙筌

心印绀珠经

雪潭居医约

嵩厓尊生书

医书汇参辑成

罗氏会约医镜

罗浩医书二种

景岳全书发挥

寿身小补家藏

胡文焕医书三种

铁如意轩医书四种

脉药联珠药性食物考

汉阳叶氏丛刻医集二种